非行精神医学

青少年の問題行動への実践的アプローチ

奥村雄介
関東医療少年院医務課長

野村俊明
八王子医療刑務所医療第一課長

医学書院

奥村雄介
関東医療少年院医務課長，医学博士，精神保健指定医
1957年生まれ
東京大学医学部医学科卒業，東京大学医学部附属病院分院神経科入局
1991～1993年ドイツ留学，ハイデルベルク大学医学部精神科客員医師
東京拘置所医務部保健課長，八王子少年鑑別所医務課長などを経て現職

野村俊明
八王子医療刑務所医療第一課長，医学博士，精神保健指定医
1954年生まれ
東京大学文学部卒業，東京大学大学院教育学研究科博士課程満期退学（臨床心理学），日本医科大学卒業，日本医科大学精神医学教室入局
関東医療少年院医師，東京拘置所医務部保健課長などを経て現職

表紙イメージ
The Runaway. The Norman Rockwell Art Collection Trust, The Norman Rockwell Museum at Stockbridge, Massachusetts. Printed by permission of the Norman Rockwell Family Agency Copyright© 1958, the Norman Rockwell Family Entities

---

非行精神医学―青少年の問題行動への実践的アプローチ

発　　行　2006年2月1日　第1版第1刷 ©

著　者　奥村雄介・野村俊明
　　　　おくむらゆうすけ　のむらとしあき

発行者　株式会社　医学書院
　　　　代表取締役　金原　優
　　　　〒113-8719　東京都文京区本郷5-24-3
　　　　電話　03-3817-5600（社内案内）

印刷・製本　真興社

本書の複製権・翻訳権・上映権・譲渡権・公衆送信権（送信可能化権を含む）は㈱医学書院が保有します．

ISBN 4-260-00081-0 Y3400

JCLS〈㈱日本著作出版権管理システム委託出版物〉
本書の無断複写は著作権法上での例外を除き禁じられています．複写される場合は，そのつど事前に㈱日本著作出版権管理システム（電話 03-3817-5670, FAX 03-3815-8199）の許諾を得てください．

まえがき

　本書は，医療・教育・福祉・矯正・更生保護などのさまざまな領域で，非行少年少女にかかわる仕事をしている方々の役に立つことを目的としている。
　本書の執筆者両名は，医療少年院において，精神医学的治療を要すると判断された非行少年少女の治療に携わってきた。その臨床経験に基づいて書かれたのが本書である。
　少年少女が非行に至る経過は多くの場合複雑であり，いろいろな要因が絡み合っている。したがって，非行少年少女の援助には，さまざまな施設や機関の連携が必要である。そのなかで，精神医学に対する期待は小さくないと思われるが，これまでのところ少年非行に関する体系的な精神医学のテキストは出版されていない。精神医学の立場から，少年非行についての理解を深め，非行少年少女を援助するためのガイドラインを提供したいというのがわれわれの望みである。
　本書を執筆した両名は，経歴などに相違はあるが，精神病理学に関心をもつとともに，臨床においては常識的一般的な治療を心がけるという点で立場を共有している。本書の前半は主に奥村が担当し，少年非行や行為障害の理論的分析にあてられている。後半は主として野村が担当し，臨床的な内容になっている。読者が本書を通して少年非行を総合的多面的に理解していただけると幸いである。
　近年の精神医学の発展は目覚しいものがあり，臨床精神科医である両名のみで最新の知見を取り入れた記述をすることに相当な困難を感じたのは否定できない。しかし，本書では多数の専門家による分担執筆によらず，両名のみで執筆することで記述に一貫性を持たせることを優先させた。特に臨床的な部分に関しては，すでに定着したと思われる学説を重視した偏りのない記述を心がけた。
　少年院で接する非行少年少女は，私にとって近くて，かつ遠い存在である。ほんの小さな何かが変わっていれば，自分も同様の立場になったかもしれないと感じることがある。その生い立ちに息がつまる思いをすることがある。どうにも理

解しにくく，相手と自分の間に深くて越え難い隔たりがあると感じることもある。また，非行少年少女とのかかわりを通して見えてくる個人・家族・社会のさまざまな病理と希望がある。非行や犯罪と精神医学の関係は，さまざまな難題を含んでいるが，避けて通れないテーマでもあると思う。私にとって本書は，このようにいろいろな意味を含んでいる少年非行の領域での精神科臨床の仕事に関する一つのまとめである。本書が多くの読者を得て，さまざまな御意見や御批判をいただけることを願っている。

2005年　文化の日

野村　俊明

目次

まえがき ……………………………………………… 野村俊明 ……… iii
掲載事例一覧 ………………………………………………………… xii

はじめに ─精神医学の体系と本書の構成─ ……………………… 1

第1部　青少年の問題行動と精神医学 ……………………………… 3

I. 反社会的行動 ……………………………………………………… 3

A. 行為障害診断基準による行動分類 …………………………… 3
　1. 行為障害とは ……………………………………………… 3
　2. 行為障害の診断基準と分類 ……………………………… 4
　3. 行為障害の鑑別診断 ……………………………………… 6
　　〔基準A〕他人や動物への攻撃的行為 ……………………… 8
　　　【事例1　殺人未遂】… 8
　　　【事例2　傷害】… 9
　　〔基準B〕他人の財産に損失や損害を与える行為 ………… 10
　　　【事例3　放火】… 10
　　〔基準C〕嘘をつくことや盗み ……………………………… 12
　　　【事例4　詐欺（無銭飲食，無賃乗車）】… 12
　　〔基準D〕重大な規則違反 …………………………………… 13
　　　【事例5　虞犯】… 13

B. 少年法による行動分類 ………………………………………… 16
　1. 少年犯罪と少年法 ………………………………………… 16
　2. 少年犯罪の特徴と現状 …………………………………… 16
　3. 少年犯罪と精神医学 ……………………………………… 17

II. 非社会的行動と自己破壊的行動 …… 19

A. 不登校とひきこもり …… 19
1. 不登校・ひきこもりと非行 …… 19
2. 事例と解説 …… 20
   - 【事例6　傷害】… 20
   - 【事例7　放火】… 21
   - 【事例8　窃盗】… 22

B. 家庭内暴力 …… 24
1. 少年非行と家庭内での暴力 …… 24
2. 事例と解説 …… 25
   - 【事例9　家庭内暴力の延長としての放火】… 25
   - 【事例10　虞犯】… 26
   - 【事例11　妄想に基づく放火】… 27

C. 自己破壊的行動 …… 28
1. 自己破壊的行動と少年非行 …… 28
2. 事例と解説 …… 29
   - 【事例12　リストカット，過量服薬】… 29
   - 【事例13　自傷，自殺企図】… 31
   - 【事例14　異物嚥下】… 32

第2部　精神障害と少年非行 …… 35

I. 心因性精神障害 …… 35

A. パーソナリティ障害 …… 35
1. パーソナリティ障害と行為障害 …… 35
2. パーソナリティ障害と非行・犯罪―犯罪者性格とパーソナリティ障害 …… 37
3. 事例と解説 …… 38
   - 【事例15　反社会性パーソナリティ障害】… 38
   - 【事例16　境界性パーソナリティ障害】… 39

【補】犯罪学の流れ ……………………………………………………………… 41

B. 衝動制御の障害，性嗜好異常その他 ………………………………… 46
1. 概念と診断基準 ………………………………………………………… 46
2. 衝動制御の障害と非行・犯罪 ………………………………………… 46
3. 事例と解説 ……………………………………………………………… 47
   - 【事例17　放火癖および窃盗癖】… 47
   - 【事例18　間欠性爆発性障害】… 48
   - 【事例19　性同一性障害】… 49
   - 【事例20　フェティシズム】… 50
4. 診断と治療・教育 ……………………………………………………… 51

C. 神経症性障害と適応障害 ………………………………………………… 53
1. 概念 ……………………………………………………………………… 53
2. 神経症性障害と非行・犯罪 …………………………………………… 53
3. 事例と解説 ……………………………………………………………… 54
   - 【事例21　強迫性障害】… 54
   - 【事例22　解離性障害】… 55
4. 診断と治療・教育 ……………………………………………………… 56

D. 摂食障害 …………………………………………………………………… 57
1. 概念 ……………………………………………………………………… 57
2. 摂食障害と非行・犯罪 ………………………………………………… 59
3. 事例と解説 ……………………………………………………………… 59
   - 【事例23　神経性無食欲症】… 60
   - 【事例24　神経性大食症】… 61
4. 診断と治療・教育 ……………………………………………………… 61

E. 児童虐待とPTSD ………………………………………………………… 64
1. 概念 ……………………………………………………………………… 64
2. PTSDと非行・犯罪 …………………………………………………… 65
   - 【事例25　身体的虐待を受け続けた少年】… 66
   - 【事例26　性的虐待】… 67
   - 【事例27　自ら行ったリンチによるPTSD】… 68
3. 診断と治療・教育 ……………………………………………………… 68

  F. 拘禁反応 …………………………………………………………………… 70
   1. 概念 ……………………………………………………………………… 70
   2. 事例と解説 ……………………………………………………………… 71
    【事例28　拘禁反応（ガンザー症候群）および精神発達遅滞】… 71
    【事例29　拘禁反応】… 72
   3. 診断と治療・教育 ……………………………………………………… 75

II. 内因性精神障害 …………………………………………………………… 76

 A. 統合失調症 ………………………………………………………………… 76
   1. 概念 ……………………………………………………………………… 76
   2. 統合失調症と犯罪・非行 ……………………………………………… 77
   3. 若年患者による犯罪・非行 …………………………………………… 78
    【事例30　殺人】… 79
    【事例31　公務執行妨害】… 80
    【事例32　恐喝・殺人】… 81
    【事例33　家庭内暴力】… 83
    【事例34　傷害】… 84
   4. 診断と治療・教育 ……………………………………………………… 84

 B. 気分障害 …………………………………………………………………… 87
   1. 概念 ……………………………………………………………………… 87
   2. 事例と解説 ……………………………………………………………… 88
    【事例35　双極性障害発病後の非行】… 88
    【事例36　うつ病を発症した非行少年】… 89
    【事例37　躁うつ混合状態の急速交代】… 90
   3. 診断と治療・教育 ……………………………………………………… 91

III. 薬物乱用と薬物起因性精神障害 ………………………………………… 96

 A. 覚せい剤乱用 ……………………………………………………………… 98
   1. 覚せい剤乱用の現状 …………………………………………………… 98
   2. 覚せい剤乱用と非行・犯罪 …………………………………………… 99
    【事例38　優等生の突然の覚せい剤乱用】… 99
    【事例39　軽い遊びから売春の常習化へ】… 100

　　　　【事例 40　有機溶剤乱用から覚せい剤乱用へ】… 101
　3. 覚せい剤乱用と精神症状 …………………………………………… 101
　　　　【事例 41　覚せい剤による急性精神病状態】… 103
　　　　【事例 42　覚せい剤乱用による精神症状の慢性化】… 104
　4. 診断と治療・教育 ………………………………………………… 105

B. 有機溶剤乱用 ……………………………………………………………… 108
　1. 有機溶剤乱用と非行・犯罪 ……………………………………… 108
　2. 有機溶剤乱用と精神症状 ………………………………………… 109
　　　　【事例 43　幻覚妄想状態】… 110
　　　　【事例 44　精神症状の慢性化】… 110
　3. 診断と治療・教育 ………………………………………………… 111

C. アルコール乱用その他 ………………………………………………… 112

Ⅳ. 器質性精神障害・症状性精神障害 …………………………………… 114

A. 脳器質性の障害 ………………………………………………………… 114
　1. 概念 ………………………………………………………………… 114
　2. 事例と解説 ………………………………………………………… 115
　　　　【事例 45　てんかん性不機嫌状態】… 116
　　　　【事例 46　高次脳機能障害】… 116
　　　　【事例 47　頭部外傷後遺症】… 116

B. 症状性精神障害 ………………………………………………………… 118
　1. 概念 ………………………………………………………………… 118
　2. 事例と解説 ………………………………………………………… 118
　　　　【事例 48　糖尿病性昏迷の診断が遅れた事例】… 118
　　　　【事例 49　甲状腺機能亢進症による幻覚妄想状態】… 119

Ⅴ. 発達障害と行動障害 …………………………………………………… 121

A. 注意欠陥・多動性障害（ADHD）…………………………………… 121
　1. 概念 ………………………………………………………………… 121
　2. ADHD と少年非行 ………………………………………………… 122

3. 事例と解説 …………………………………………………………… 124
　　　　【事例50　衝動性の強いADHD】… 124
　　　　【事例51　ADHDによる不適応から非行に至った少年】… 125
　　4. 診断と治療・教育 …………………………………………………… 126

B. 広汎性発達障害 ……………………………………………………………… 130
　　1. 概念 …………………………………………………………………… 130
　　2. 事例と解説 …………………………………………………………… 131
　　　　【事例52　広汎性発達障害】… 131
　　　　【事例53　アスペルガー障害】… 132

C. その他の発達上の障害 ……………………………………………………… 134
　　1. 精神遅滞 ……………………………………………………………… 134
　　2. 学習障害 ……………………………………………………………… 137

第3部　治療と矯正教育 ……………………………………………… 139

I. 保護観察制度とは ……………………………………………………… 139
　1. 医療少年院における矯正治療 ………………………………………… 139
　2. 社会復帰と保護観察制度 ……………………………………………… 144

II. 触法事例の施設治療 …………………………………………………… 150
　1. 触法行為と精神障害 …………………………………………………… 150
　2. 矯正施設で見られる行動化型事例 …………………………………… 153
　3. 行動化型事例の施設治療――医療少年院の事例から ……………… 159
　4. 事例と解説 ……………………………………………………………… 162
　　　　【事例54　薬物乱用】… 162
　5. 矯正施設での治療目標 ………………………………………………… 165

III. 社会での治療・教育の基本 …………………………………………… 167
　1. 基本的な考え方 ………………………………………………………… 167
　2. 心理的アプローチの基本 ……………………………………………… 168
　3. 薬物療法 ………………………………………………………………… 172

Ⅳ. 家族への対応 ……………………………………………… 175
  1. 原則的な考え方 ………………………………………… 175
  2. よくみられる問題と基本的アプローチ ……………… 176

おわりに ……………………………………… 奥村雄介 …… 179

索引 …………………………………………………………… 181

掲載事例一覧

No.	内容	年齢	性別	頁
事例 1	殺人未遂	19歳	男子	8
事例 2	傷害	17歳	男子	9
事例 3	放火	15歳	男子	10
事例 4	詐欺（無銭飲食，無賃乗車）	18歳	女子	12
事例 5	虞犯	15歳	女子	13
事例 6	傷害	19歳	男子	20
事例 7	放火	16歳	男子	21
事例 8	窃盗	17歳	男子	22
事例 9	家庭内暴力の延長としての放火	18歳	女子	25
事例10	虞犯	17歳	男子	26
事例11	妄想に基づく放火	17歳	男子	27
事例12	リストカット，過量服薬	17歳	女子	29
事例13	自傷，自殺企図	18歳	女子	31
事例14	異物嚥下	16歳	男子	32
事例15	反社会性パーソナリティ障害	25歳	男子	38
事例16	境界性パーソナリティ障害	18歳	女子	39
事例17	放火癖および窃盗癖	18歳	男子	47
事例18	間欠性爆発性障害	17歳	男子	48
事例19	性同一性障害	17歳	女子	49
事例20	フェティシズム	17歳	男子	50
事例21	強迫性障害	16歳	女子	54
事例22	解離性障害	16歳	男子	55
事例23	神経性無食欲症	18歳	女子	60
事例24	神経性大食症	18歳	男子	61
事例25	身体的虐待を受け続けた少年	16歳	男子	66
事例26	性的虐待	18歳	女子	67
事例27	自らの行ったリンチによるPTSD	17歳	男子	68
事例28	拘禁反応（ガンザー症候群）および精神発達遅滞	17歳	男子	71
事例29	拘禁反応	19歳	女子	72
事例30	殺人	16歳	男子	79

No.	内容		年齢	性別	頁
事例 31	公務執行妨害	………………	19歳	男子	80
事例 32	恐喝・殺人	………………	18歳	女子	81
事例 33	家庭内暴力	………………	19歳	男子	83
事例 34	傷　害	………………	18歳	男子	84
事例 35	双極性障害発病後の非行	………………	14歳	女子	88
事例 36	うつ病を発症した非行少年	………………	18歳	男子	89
事例 37	躁うつ混合状態の急速交代	………………	19歳	男子	90
事例 38	優等生の突然の覚せい剤乱用	………………	17歳	男子	99
事例 39	軽い遊びから売春の常習化へ	………………	17歳	女子	100
事例 40	有機溶剤乱用から覚せい剤乱用へ	………………	16歳	男子	101
事例 41	覚せい剤による急性精神病状態	………………	17歳	女子	103
事例 42	覚せい剤乱用による精神症状の慢性化	…………	19歳	男子	104
事例 43	幻覚妄想状態	………………	16歳	男子	110
事例 44	精神症状の慢性化	………………	21歳	男子	110
事例 45	てんかん性不機嫌状態	………………	17歳	男子	116
事例 46	高次脳機能障害	………………	18歳	男子	116
事例 47	頭部外傷後遺症	………………	16歳	女子	116
事例 48	糖尿病性昏迷の診断が遅れた事例	………………	16歳	男子	118
事例 49	甲状腺機能亢進症による幻覚妄想状態	…………	17歳	女子	119
事例 50	衝動性の強い ADHD	………………	14歳	男子	124
事例 51	ADHD による不適応から非行に至った少年	………	17歳	女子	125
事例 52	広汎性発達障害	………………	18歳	男子	131
事例 53	アスペルガー障害	………………	18歳	男子	132
事例 54	薬物乱用	………………	17歳	女子	162

はじめに
―精神医学の体系と本書の構成―

　物心二元論の立場から精神疾患と身体疾患を整理すると，原因と症状の組み合わせにより，Ⅰ 心因性精神障害，Ⅱ 身体因性精神障害，Ⅲ 心身症，Ⅳ 身体疾患の4つに分類することができる（**表1**）。このなかで精神医学の対象となるのはⅠ，Ⅱ，Ⅲの3つであるが，本書ではⅢの心身症は特に項目を設けて扱うことはしない。内因性または機能性精神病といわれている統合失調症（精神分裂病）と双極性障害（躁うつ病）については，分類上異論のあるところであるが，疾患の原因として身体的基盤を想定しているシュナイダー（K. Schneider）と同じ立場をとり，Ⅱに含まれるものとした。したがってⅠには神経症，心因反応，パーソナリティ障害などが，Ⅱには内因性精神病，シンナーや覚せい剤などによる薬物性精神病，頭部外傷や脳腫瘍などによる器質性精神病が含まれる。診断に際して，Ⅰは個体病理だけでなく，社会病理の観点をも考慮せざるを得ないという点において広義の精神障害ということができ，Ⅱは主に個体病理の次元で捉えられるという意味で狭義の精神障害ということができる。国際的に認められている操作的診断基準であるICD-10やDSM-Ⅳにおいても，Ⅱの狭義の精神障害については，精神病理学的な症候論に基づいた診断体系がある程度確立しているが，Ⅰの広義の精神障害については，版を重ねるたびに神経症の項目が削除されたり，新

表1　精神疾患と身体疾患

症状	原因	
	精神	身体
精神	Ⅰ　心因性精神障害	Ⅱ　身体因性精神障害
身体	Ⅲ　心身症	Ⅳ　身体疾患

たなパーソナリティ障害の項目が加わったりするなど，見解は流動的である。

次に，現象として捉えられる兆候，すなわち症状から精神障害を見ると，それは精神症状，身体症状，行動症状の3つの面から記述することができる。一般の精神医学の教科書では，臨床面接のなかで語られた患者の言語を介した精神症状の記載が症候論の中核をなしているが，本書ではあえて行動症状に着目し，全体を構成した。行動症状としては，精神分析でいうところのいわゆる行動化（acting out）に限らず，犯罪・非行など社会規範からの明らかな逸脱から，家庭，学校，職場，地域などで不適応に至るような問題行動まで視野に入れている。

本書の内容は「非行精神医学」と題されているように，「非行」を中心とした思春期・青年期に見られる問題行動に焦点を当てた臨床精神医学の教科書的な記述であり，非行の解明と対策に取り組む実践家のために書かれたものである。第1部は非行という行動面からの解説となっており，第2部は精神病理学的な観点からの解説が中心であり，相補うような関係になっている。第1部では問題行動として触法行為である非行・犯罪だけでなく，触法行為に至らない問題行動，すなわち，ひきこもり，家庭内暴力，自己破壊的行動などを扱っており，そのメカニズムに触れ，関連の深い精神障害について解説している。第2部では各々の精神疾患をわかりやすく説明し，具体的な事例を提示して，それぞれの疾患と関連の深い非行について解説している。また，全体を通して，文中の「少年」は，特に断りのない限り「少年少女」を意味している。

なお，提示した事例については患者のプライバシー保護のため修正，改変を加えており，実在する一個人を特定することはできないものであることを付記しておく。

第1部
青少年の問題行動と精神医学

I. 反社会的行動

A. 行為障害診断基準による行動分類

　最近，少年による凶悪犯罪が連続して発生し，世間の耳目を集めている。特に人を死に至らしめるような重大犯罪ではしばしば精神鑑定が実施され，その一部で「行為障害」という一般の病院臨床では聞き慣れない診断名が報道された。行為障害の治療・教育についての詳細は他に譲る（142頁，158頁参照）として，ここでは行為障害と少年非行の関連や行為障害の「診断」と「鑑別診断」について，理解を深めるために事例を挙げながら述べることとする。

1. 行為障害とは

　行為障害 conduct disorder は操作的診断基準である DSM-Ⅲ（1980）によって採用された概念で，その特徴は「他者の基本的人権または年齢相応の社会規範または規則を侵害するような行動様式が反復し持続すること」であり，反社会性パーソナリティ障害の幼若型であると考えられている。医学的概念である行為障害と法的概念である非行は類似しているが，必ずしも一致しない。単発の反社会的行動は非行と認定されることはあっても行為障害には該当しないし，逆に行為障害と診断される少年の問題行動が必ずしも法に触れるわけではない。

2. 行為障害の診断基準と分類

　行為障害の操作的診断基準は**表2**のとおりである。見てわかるように診断基準は実際の現象として観察できる一連の行為の記述だけから成り立っており，精神病理学的な症状論や原因論にはまったく触れられていない。

表2　行為障害の診断基準（DSM-Ⅳ）

A. 他人の基本的人権または年齢相応の主要な社会的規範，または規則を侵害することが反復し持続する行動様式．以下の基準の3つ，またはそれ以上が過去12か月の間に存在．
基準の少なくとも1つは過去6か月の間に存在したこと．

人や動物に対する攻撃性
  (1) しばしば他人をいじめ，脅迫し，威嚇する．
  (2) しばしば取っ組み合いのけんかをする．
  (3) 他人に重大な身体的危害を与えるような武器を使用したことがある（例えば，バット，レンガ，割れたビン，小刀，銃）．
  (4) 人に対して身体的に残酷な行為を加えたことがある．
  (5) 動物に対して身体的に残酷な行為を加えたことがある．
  (6) 被害者に面と向かって行う盗みをしたことがある．
  (7) 性行為を強いたことがある．

所有物の破損
  (8) 重大な損害を与えるために故意に放火したことがある．
  (9) 故意に他人の所有物を破壊したことがある（放火以外）．

嘘をつくことや窃盗
  (10) 他人の住居，建造物または車に侵入したことがある．
  (11) 物や好意を得たりするために，または義務を逃れるために，しばしば嘘をつく（人をだます）．
  (12) 被害者と面と向かうことなく，多少価値のある物品を盗んだことがある（万引，ただし破壊や侵入のないもの，偽造）．

重大な規則違反
  (13) 13歳未満で始まり，親の禁止にもかかわらず，しばしば夜遅く外出する．
  (14) 親または親代わりの人の家に住み，一晩中，家を開けたことが少なくとも2回あった．または長期にわたって帰らないことが1回．
  (15) 13歳未満から始まり，しばしば学校を怠ける．

B. この行動の障害が社会的，学業的，または職業的機能に臨床的に著しい障害を引き起こしている．

C. 患者が18歳以上の場合，反社会性パーソナリティ障害の基準を満たさない．

表3　発症年齢と重症度による分類（DSM-IV）

◆発症年齢によって病型を特定せよ；
　小児期発症型：10歳になるまでに行為障害に特徴的な基準の少なくとも1つが発症。
　青年期発症型：10歳になるまでに行為障害に特徴的な基準はまったく認められない。
◆重症度を特定せよ；
　軽　症：行為の問題はあったとしても，診断を下すのに必要である項目数が少ない。また，行為の問題が他人に比較的軽微な害しか与えていない（例：嘘をつく，怠学，許しを得ずに夜も外出する）。
　中等症：行為の問題の数および他者への影響が軽症と重症の中間である（例：被害者に面と向かうことなく盗みをする，破壊行為）。
　重　症：診断を下すのに必要な項目数以上に多数の行為の問題があるか，または，行為の問題が他者に対して相当な危害を与えている（例：性行為の強要，身体に対する残酷な行為，武器の使用，被害者の面前での盗み，破壊と侵入）。

　行為障害は表3のように発症年齢と重症度によって分類されている。行為障害は発症の時期により2つの病型に分けられている。10歳以前の発症は小児期発症型といわれている。小児期発症型は通常男性にみられ，攻撃行動が伴い，かつ成人後も問題が持続することが多い。のちに反社会性パーソナリティ障害に発展しやすいとされている。一方，10歳以降に発症する青年期発症型は総じて攻撃行動が少なく，正常な友人関係を保ちやすい。この型の非行・犯罪は一過性のものが多いという。
　行為障害の重症度は，問題となる行為が暴力や破壊傾向を有するか否かという点と問題となる行為の数とで区分される。非行が持続してもそれが器物や対人的な暴力に発展しなければ，重症度は低いということになる。その意味で行為障害は殺人や傷害などの攻撃的な重大犯罪を重視した概念であるといえる。重症とは他人に重大な危害を加える場合，あるいは診断基準の各項目を満たす行為の数が多い場合である。暴力，破壊的行為，性行為の強要，被害者の面前での盗みなどが重大な危害に含まれる。軽症とは診断基準の各項目を満たす行為の数が少なく，かつその行為が他人に比較的軽微な危害しか与えていない場合である。中等症とはこの中間である。
　ところで行為障害の診断基準（表2）を見ると，問題となる行為は次の4項目

表4 行為障害の診断基準(DSM-IV)と犯罪行為,触法行為または虞犯事由

行為障害の診断基準	犯罪行為,触法行為または虞犯
A 他人や動物への攻撃的行為	暴行,傷害,殺人,強姦など
B 他人の財産に損失や損害を与える行為	器物損壊,放火など
C 嘘をつくことや盗み	詐欺,横領,窃盗など
D 重大な規則違反	怠学,家出,不良交友などの虞犯事由

に分類されている。

  A 他人や動物への攻撃的行為
  B 他人の財産に損失や損害を与える行為
  C 嘘をつくことや盗み
  D 重大な規則違反

これらを触法行為と対応させれば**表4**のようになる。

3. 行為障害の鑑別診断

a. 行為障害の鑑別診断をするにあたっての留意点

　一般の病院臨床において行為障害を見逃さないために重要なことは,何よりも行為障害の可能性を念頭に置き,操作的診断基準の物差しを当ててみることである。しかし,例えば「この子は学校ではよく喧嘩するし,盗み癖があって困る」と両親が子どもを精神科クリニックに連れてくるような場合を除けば,患者の主訴あるいは悩みにもっぱら焦点を当てた通常の診察と異なり,患者の反社会的行動に焦点を当てることによって,必然的に情報収集の仕方が変化し,治療関係にも影響が及ぶことがある。したがって,患者の反社会的行動と行為障害の診断基準を照合するという操作は,事例化の仕方,出会いの場,患者の立場,同伴者の有無,診断者の役割などを考慮して,必要かつ有効な範囲で慎重に行うべきであろう。一般の病院臨床を除いて,特に行為障害の鑑別診断が問題となる場面は,第1に犯行時の責任能力を判定する司法精神鑑定,第2に自傷他害による措置入院の要否を判定する精神保健鑑定,第3に少年鑑別所で非行少年の処遇方針を決定するために行われる精神医学的診察である。

行為障害の診断基準は，疾患単位を構成する症状，経過，病理および原因といったものには言及しておらず，客観的に捉えられる問題行動の項目だけから成り立っている。したがって行為障害の診断で欠かせないのは事実の認定である。まず，情報源が患者本人，家族，第三者のいずれであるかを明確に意識することが肝要である。また，患者本人の言行一致の程度，供述の一貫性，記憶力や思考力など知能レベルなども考慮しなければならない。このように，事実の認定については診察場面以外の情報の比重が診断の精度を大きく左右するため，外来の初診で確定診断に至ることは困難である。

　行為障害の診断基準を満たし，かつ，その他の精神疾患が併存している場合には，その精神疾患を基礎疾患と考えて問題行動との連関を検討しなければならない。問題行動を行動症状として捉え直し，基礎疾患が病像形成的 pathoplastic に作用しているのか，あるいは病像成因的 pathogenetic に作用しているのかを判断する必要がある。理念的にはグルーレ (H. W. Gruhle) が述べている精神病性犯罪者と犯罪性精神病者の二分法が参考となるが，実際の事例では判別困難な場合がしばしばある。その判断に際して比較的有効なのは，第1に時系列における基礎疾患の発症時期と初発非行との前後関係を調べることであり，第2に治療によって基礎疾患が軽快していく過程で問題行動がどのように変化していくかを観察することである。さらに臨床家として欠かせないのは，患者自身が自分の行為に対してどのような意味付けをしているかを探ることである。このように行為障害の鑑別診断は必然的に精神病理学的な考察を前提としている。ちなみに，精神病性犯罪者とは，社会で法に触れず生活している通常人が感冒，糖尿病，高血圧などの病気に罹患することがあるのと同様に，犯罪者も病気になることがあり，その病気が偶然，精神病だったという場合である。ただし，ここでいう精神病は内因性精神病（統合失調症，躁うつ病など），器質性精神病（脳血管障害，脳腫瘍，頭部外傷など）および薬物性精神病（覚せい剤やアルコールその他）など個体病理の次元で捉えられる狭義のものを指している。なお，犯罪性精神病者とは，本来の人格素質において犯罪傾向がまったくないか，あるいはごく軽微であり，精神病状態で犯罪に至った場合である。精神病症状が犯罪行為において主要な役割を担っており，精神病症状がなかったならば犯罪行為は成立しなかったと判断されるものである。

b. 行為障害の鑑別診断

　まず，主な問題行動に焦点を当て，それが前記の診断基準 A, B, C, D の

4項目のどれに属するかに着目する。以下，それぞれの項目について鑑別診断のポイントを述べ，具体的な事例を呈示する。

〔基準A〕他人や動物への攻撃的行為

これは暴行，傷害，殺人などに対応している。暴行や傷害など他人を傷つける攻撃的行為は，行為障害の診断基準のなかでも重要な位置を占めているが，激しい暴力については特にてんかんとの関連が深い。

殺人の場合，加害者・被害者関係，手段・方法，計画性の有無，および動機について検討しなければならない。通り魔殺人の場合は有機溶剤や覚せい剤などによって惹起された被害妄想や統合失調症の命令幻聴を疑う必要がある。また，ひねくれや情性欠如の著しい統合失調症の欠陥状態において，幼児や年寄りなど手近な社会的弱者が被害者として選ばれることもある。その他，アスペルガー障害や統合失調型パーソナリティ障害で予測し難い動機の不可解な殺人が起こることがある。家族が被害者になることが多いのは，うつ病の拡大自殺の際に行われる殺人と，統合失調症の替え玉妄想（カプグラの妄想）による殺人の場合である。計画性のある秩序型の場合，殺人は社会的自殺を意味するので，自殺を覚悟して犯行に及ぶことが多い。逆に計画性のない突発的な殺人の場合は，てんかん性の不機嫌状態における爆発的な怒りによるものなどが考えられる。

事例1　殺人未遂（19歳，男子）

母親は患者が小学校1年の時に死亡，以後は父親と2人で生活していた。父親からは精神的・肉体的に虐待されていたようである。小学校のころはおとなしく，孤立しており，いじめられっ子だったという。中学校時代，成績は下位であったが，柔道部に入り，真面目に通学していた。中学校卒業後，地元の農業高校に進学するが，これといった理由もなく学校を休むようになり，2年の時に退学する。以後，大工の見習いなど職を転々とするが，どの仕事も長続きせず，次第に家にひきこもるようになる。このころ，無為徒食の生活をしていたが，父親はしばしば生活費を入れず，患者は空腹をしのぐために万引をしたこともあったという。常日ごろから親子仲は悪く，父親に罵倒されたり，叩かれたりすることがあったが，患者は手を出さずに我慢していた。ある日，患者は仕事から帰って来た父親から厳しく叱責された時に包丁で父親の頭や腕を切りつけ，重傷を負わせる。殺人未遂で逮捕され、医療少年院に入院となる。

入院当初，「父親はニセモノだ」という妄想性人物誤認，「お腹の中にネズミがいる」などの体感幻覚があり，緊張強く，言動のまとまりはなかったが，次第に少年院生活に慣れていった。薬物療法の効果もあり，幻覚・妄想などの陽性症状は軽減したが，空笑は頻繁で，着衣にも乱れがあり，入浴なども介護を要する状態が続いていた。しかし，従順でおとなしく，日課には前向きに参加し，規則違反や暴力はみられなかった。

　出院時，依然として「父親はニセモノだ」という妄想性人物誤認が残存しており，再犯の危険性は否定できない状態であったので，通報により精神保健鑑定が行われ，精神医療センターに措置入院となる。

解説　本事例は「父親はニセモノだ」とする替え玉妄想（カプグラの妄想）を主症状とする統合失調症の欠陥状態である。慢性的な親子間の葛藤に，替え玉妄想が重なり，殺人未遂が引き起こされたものと考えられる。また，元来，非行性はないが，発病は高校1年ごろと推定され，そのころから怠学や万引が出現している。父親は患者を放置しており，事件前には一度も医療機関にかかっていない。ちなみにカプグラの妄想は，フレゴリの錯覚とならび妄想性人物誤認症候群 delusional misidentification syndrome の1つのタイプであり，しばしば暴力行為に結びつくことがあるといわれている。

事例2　傷害（17歳，男子）

　両親は患者が小学校2年の時に離婚。妹が1人いる。父親が子どもを引き取り育てていた。すでに幼稚園のころから乱暴で，万引もみられている。小学校入学後に火遊び，対人暴力，小動物への残酷な仕打ちなどが始まる。中学1年ごろから不登校となり，不良交友，窃盗，恐喝，暴行，傷害など非行がエスカレートする。中学2年の時に木から転落して頭部を打撲し，約3週間意識不明の重態となった。回復後，運動障害などの後遺症は残らなかったが，退院後に服薬を怠ったところ，てんかんの大発作を数回起こしている。中学卒業後，定職につかず，ますます非行が激化する。17歳の時，傷害で逮捕され，医療少年院に第1回入院となる。

　入院時から「人の顔が花に見える」などの幻視または錯視，「気持ち悪い音楽が聴こえる」などの幻聴，およびめまい，ふらつき，頭痛，腰痛，足の痛みなど多彩な訴えがあった。気がついたら床に倒れていたというエピソードも入院中に十数回起こっている。生活史健忘（「自分が誰だか忘れた」，「あなたはど

なたでしたっけ」), 失立失歩（「歩けない」，「右足が動かない」), 失声（声が出ないからと筆談する）などの訴えもあったが，いずれも一過性で，短期間に回復している。訴え方は大げさ，演技的で，常にどこかの調子が悪いという状態であった。また，他の生徒との間でもトラブルが絶えず，教官とも安定した人間関係をつくることが困難であった。

　当院退院後，通院・服薬を怠り，てんかん発作を数回繰り返し，再び傷害事件を起こして，当院に第2回入院となっている。患者は第2回入院中に第1回入院時にみられた転倒発作とさまざまなヒステリー症状について「あれは半分くらいわざとやってました」と告白する。

解説　本事例は，すでに幼稚園のころから始まっていると考えられる行為障害の経過中に外傷性てんかんが重なり，非行はエスカレートしている。頭部MRIにて側頭葉白質の広範囲に外傷後の損傷が確認されていることと，EEGにても同部位に一致したα波の非対称性とスパイク波がみられることから，てんかんであることは間違いない。しかし，入院中にみられたさまざまな症状はヒステリーまたは詐病も関与しており，どこまでが器質性で，どこまでが心因性であるのかを，明確に診断することはできなかった。結論として，本事例の診断は行為障害であり，てんかんは病像成因的ではなく，病像形成的に作用しているものと考えられた。

［基準B］他人の財産に損失や損害を与える行為

　これは放火や器物損壊に対応しているが，ここでは放火について説明する。放火の特徴は実行する際の物理的な容易さと，結果としての被害の大きさとのアンバランスである。したがって，犯行を成立させる2つの側面である動因の亢進と抑止力の低下のうち，後者が特に重要である。抑止力の低下と関連が深いのは，精神発達遅滞，統合失調症の情性欠如，躁病の抑制欠如，てんかん性もうろう状態，ヒステリー性もうろう状態，薬物酩酊状態などであり，動因の亢進に関連があるのは統合失調症の命令幻聴，てんかんの粘着性と爆発性，強迫性障害のこだわりなどである。

事例3　放火（15歳，男子）

　母親は長女が2歳の時に離婚し，再婚はしていない。母親は長女を引き取り，2人で暮らしていたが，離婚後5年目に患者を私生児として出産する。患者の

実の父親については不明であるが，患者は母親の元夫を実父と思っているらしい。幼少時から特記すべき既往歴はない。利発で真面目な手のかからない子だったという。

患者が中学1年の時，母親が経営していた洋品店が倒産し，多額の借金を抱えた。母親は心労が多く，患者が中学2年になった春に脳梗塞で倒れ，入院する。長女は大学生で単身生活をしているので，もっぱら患者が母親の看病をしていた。患者は，母親の病院見舞い，サラ金への対応をする一方，それまで習っていたピアノや英会話をやめて新聞配達を始め，家計を支えようとしていた。当時，学校は荒廃しており，校内暴力や授業のボイコットなどが頻発していた。長期にわたるストレスにもめげず孤軍奮闘していたが，次第に学校の成績も低下し，心身ともに消耗していった。事件は，このような八方塞がりの状況で，悩みを相談する相手もなく，突発的に学校の倉庫に放火したものである。犯行前に学校に対する不満を書いた匿名の脅迫文を校内に貼り出していることから，犯行には抗議の色彩がみられた。

少年鑑別所に観護措置され，審判の結果，少年院送致となったが，護送の前日に突然声が出なくなった。以後，少年院では失声のため意思疎通は終始筆談で行われた。中学の担当教師の面会時に，母親の容態が思わしくなく，回復の兆しがみられないことを告げられ，その日の夜に自殺を企てる。その後も失声と自殺念慮は改善せず，さらに不食もみられたので，精神医学的診断および治療のため医療少年院に転院となる。

入院当初，表情は暗く，硬く，診察態度は警戒的・猜疑的で，声を発しないため筆談に終始したが，応答内容は的を射ており，意識，記憶，思考などの障害は認められなかった。生活に慣れ，面接を重ねるうちに徐々に態度は軟化し，内面を語るようになってきた。1か月後，患者の入浴中に何気なくかけた教官の言葉に返事をした時から発声は可能となった。また，時折，自殺をほのめかすものの深刻味はなく，食事は全量摂取するようになり，与えられた課題に前向きに取り組むようになった。3か月後，自傷や自殺企図もなく，精神症状もみられなかったので，元の少年院に還送となる。

解説 本事例にみられた失声は，発症状況，回復過程，および器質的原因がないことから解離症状であり，自我の許容量を超える葛藤を回避するための心理的防衛機制によるものであると考えられた。患者は，与えられた役割は責任

を持って最後までやり通す，真面目でおとなしい生徒であり，非行歴はまったくない。犯行は元来の性格傾向とは異質なものである。また，放火は夜中に目が覚めて突発的になされたもので，合目的性がなく，犯行当時の状況について部分的に健忘があり，患者自身も自分の行為をうまく説明できないことから，ヒステリー性もうろう状態で遂行されたものと思われる。

〔基準C〕嘘をつくことや盗み

これは窃盗，横領，詐欺などに対応している。統合失調症の欠陥状態でしばしばみられるのは万引や無銭飲食である。精神内界が言語化されない場合，診断は困難であるが，細かく行動観察をしていると，空笑や独語がみられることがある。解離性障害の遁走中に万引がみられることがあるが，その場合，盗んだ物は役に立たない無意味な安物であることが多い。また，入院中の摂食障害にも盗み食いがしばしばみられる。

虚言は解離性健忘，ミュンヒハウゼン症候群の作話，統合失調症の事実否認，精神発達遅滞の事実誤認，躁状態における誇大的発言などと紛らわしいことがある。

> **事例4　詐欺（無銭飲食，無賃乗車）（18歳，女子）**
>
> 　両親は患者が3歳の時に離婚し，以後は母親とともに転々とする。小・中学校で数回転校しているが，生活歴に不明な点が多い。母親は経済力がなく，しばしば生活に窮していたらしい。元来，明るくおしゃべり好きな少女であったが，中学2年の3学期ごろから表情が暗くなり，口数が減り，不登校となる。次第に些細なことでおびえるようになり，昏迷状態で精神病院に第1回入院となる。退院後，通院や服薬を怠り，病状の悪化とともに器物損壊，暴行が出現して母親の手におえなくなり，再入院となる。その後，数回，入退院を繰り返していたが，家出，無銭飲食，無賃乗車，万引なども加わり，非行がエスカレー

> **ミュンヒハウゼン症候群 Munchausen syndrome**
>
> 　ほら吹き男爵として知られるミュンヒハウゼン男爵にちなんで名づけられた。各地を転々とし多数の病院に入退院を繰り返し，虚偽の多い大袈裟な症状や劇的な生活史を述べる患者の総称である。空想的虚言症とも呼ばれ，操作的診断基準では虚偽性障害に相当する。

トしたため医療少年院に入院となる。

入院当時，表情険しく，態度は拒絶的で緘黙状態であった。しばらくすると内面を語り始め，幻聴，思考伝播，思考奪取，させられ体験の存在が確認された。言動はまとまらず，身の回りのこともろくにできない状態であったので，個別処遇から始まった。薬物療法，精神療法，生活療法を組み合わせた治療・教育により次第に疎通性は改善し，言動にまとまりが出てきたが，依然として集団生活は困難であった。病状は動揺性で，ときに幻聴が増悪して被害的になり，周囲に対して攻撃的言動が出現した。退院時に精神保健鑑定が行われ，民間の精神病院に医療保護入院の形で転院となる。

解説　本事例は統合失調症の発症とともに生活が乱れ始め，再発して入退院を繰り返すたびに人格水準が低下している。元来，非行性はないが，発症時に不登校となり，病状の悪化とともに器物損壊，暴行，家出，万引，無銭飲食，無賃乗車などが出現している。単にこれらの問題行動だけを取り上げると，見かけ上，行為障害の診断基準のいくつかの項目を満たすことになるが，問題行動は病状と関連しており，反社会的というより非社会的である。本事例は，病前性格，臨床症状，治療経過などを総合的に考えると，行為障害ではなく，統合失調症と診断するのが妥当であろう。

〔基準D〕重大な規則違反

これは怠学，家出，不良交友など虞犯の要件となるものに対応している。児童期の逸脱行動をみた場合，精神発達遅滞や注意欠陥・多動性障害だけでなく，アスペルガー障害などの広汎性発達障害を念頭に置く必要がある。思春期・青年期で稀ならずみられるのは，売春や覚せい剤などの薬物乱用を伴う女子の躁状態である。これは横断面だけで診断するのは困難であり，入院治療の経過を一定期間観察して初めて明らかになることがある。その他，単純型統合失調症で怠学，家出，放浪などがみられることがある。

事例5　虞犯（15歳，女子）

父親はタクシー運転手，母親はスーパー店員。2人同胞の長女。患者が5歳の時に隣町に家を新築し，転居する。おとなしく手のかからない子供であったらしい。中学では友人がおらず，学校になじめなかった。中学2年の5月にいじめに遭い，上履きを捨てられたり，画鋲を投げつけられたりしたという。そ

のころから，不眠，食欲不振がみられ，不登校となり，しばらく家にこもっていた。その年の8月，急に活動的になり，同時に喫煙，飲酒，万引，無免許運転などが始まる。その後，約半年間は家出同然で外泊しながら遊んでいた。この時期に覚せい剤を使用しているが，1回限りで終わっている。中学3年の春には一転して家にひきこもるようになる。このころは無気力で表情が乏しく，周囲にも異様に映ったらしく，家族が精神科を受診させている。その時，うつ病の診断を受けているが，継続的な治療はなされていない。7月に再び元気になり，繁華街を出歩くようになる。頻繁に家出を繰り返し，万引，不純異性交遊，売春をしており，虞犯で逮捕される。第1回鑑別所入所時に躁うつ病の診断を受けているが，試験観察となり自宅に帰った直後に家出し，治療は一切行われていない。8月に家出からもどった時に保護され，第2回鑑別所入所となり，医療少年院に送致される。

　入院中，睡眠，食欲に問題なく，横断面では特に投薬治療を要する症状はみられなかった。少年院生活にはすぐに慣れた様子で集団生活が始まった。しかし，生活はだらしなく，院内の規則を何回説明されても十分理解できないのか，細かな違反が続いていた。注意されても一応反省の言葉を口にするだけで，行動は一向に改まらなかった。診察時は視線が定まらず，どことなく不安な様子であったが，切迫感はなく，弛緩した表情で話した。好きなものはカラオケ，プリクラ，寝ること，遊ぶこと，買い物であるという。「テレクラや援助交際は楽しいよ」とあっけらかんと話し，悪びれた様子はなかった。食欲もあり，眠れるが，消灯後ボーイフレンドと対話しているという。「金貸してくれ」とか，「何してんだよ」とか言ってくるので，ずっと話しているという。内容的には繁華街で日常的にしていたやりとりがほとんどで，他人を攻撃するような非難めいたものは一切なかった。幻聴というより，夜間孤独を紛らわせるために頭の中でボーイフレンドと対話しているという印象であった。入院して2か月目くらいから，気分変動を認め，大きな声で笑ったり，はしゃいだりする時もあれば，自室で寂しいと涙ぐむこともあった。入院3か月目には，「ムカつく奴がいる」，「社会ではああいう人は殴ったりしていた」など攻撃的な発言が聞かれるようになる。炭酸リチウムの投与を開始すると，2週間ぐらいたって患者に微妙な変化が現れた。両親の写真を見せて「両親の間に入って私も苦労したんですよ」としみじみとした口調で話したり，「繁華街で遊ぶのは楽しかった

けど，家に帰ったら今度は何か仕事をしようと思う」などと退院後の生活について語ったりした。また自室で落ち着いて読書をしている姿が観察された。入院6か月目には主治医を呼び止め，思いつめた表情で「嘘を言っていました。ここに来たのは罪を被せられてと言ったけど，本当は私がやったんです」との告白をした。以後，生活態度もいっそう改まり，精神状態も安定していたので一般少年院に転院となった。

解説　本事例の診断は双極性障害であり，うつ状態の時は家にひきこもり，躁状態の時は家出，万引，売春などを繰り返していた。発症前には非行はみられていない。また，炭酸リチウムが著効し，寛解状態に至ると逸脱行動はなくなり，ある程度の病識も持てるようになっている。逸脱行動が前景に立ち，横断面で精神症状はとらえにくい。気分変動も入院して一定期間の経過観察を通して初めて明らかになっている。

以上，提示した事例1および事例3～5はいずれもグルーレの二分法に従えば犯罪性精神病者に相当する（紙面の都合で精神病性犯罪者に相当する事例は1つ〔事例2〕しか提示できなかった）。なお，行為障害に合併しやすい，病像形成的に作用する疾患でよくみられるものとしては，覚せい剤やシンナーなどの薬物乱用により幻覚・妄想状態を呈したり，人格荒廃に陥ったりする薬物性精神病と，交通事故や暴走族同士の抗争などによる頭部外傷を原因とするてんかんの2つを挙げることができる。行為障害の経過中にてんかんや薬物性精神病が重なることによって元来の性格傾向が戯画化し誇張され，問題行動はエスカレートすることが多い。ただし，事例によっては，合併症の治療により精神症状が軽快すればするほど逆に本来の性格的欠陥が露呈し，問題行動が前面に出て処遇が困難になることがある。

行為障害の診断は，操作的診断マニュアルに沿って行えば，見かけ上，比較的容易である。その際に重要なのは事実の認定であるが，治療関係に悪影響が及ばないように慎重に情報を収集しなければならない。しかし，行為障害の鑑別診断においては，精神症状，身体症状，行動症状を，発症状況，病前性格，治療経過などを含め総合的観点から見直して，症候論や病因論にまで踏み込んだ精神病理学的な考察が不可欠である。それは日々の臨床経験の積み重ねから培われるものであり，一朝一夕になされるものではない。

B. 少年法による行動分類

1. 少年犯罪と少年法

　一般的に少年犯罪は，14歳以上20歳未満の少年による法的に規定された有責違法行為を指す。一方，現行少年法によると，「非行のある少年」とは「家庭裁判所の審判に付すべき行為ないし行状のある少年」であり，

(1) 14歳以上20歳未満の少年による刑法またはその他の刑罰法令を犯した行為（犯罪行為）
(2) 14歳未満の少年で刑法またはその他の刑罰法令に触れた行為（触法行為）
(3) 20歳未満の少年でその性格・環境に照らして将来罪を犯し，または刑罰法令に触れるおそれのある少年の虞犯事由

の3つのいずれかに該当する行状のある少年を指している（ちなみに虞犯事由とは，①保護者の正当な監督に服さない性癖のあること，②正当な理由がなく家庭に寄りつかないこと，③犯罪性のある人または不道徳な人と交際し，いかがわしい場所に出入りすること，④自己または他人の徳性を害する行為をする性癖のあること，の4つである）。
　法的な規定では「非行のある少年」のうち，(1)のみが少年犯罪に該当するが，実際の警察庁の犯罪統計では，少年犯罪を広く捉えて(2)も含んでいる。これまで同じ違法行為でも(1)に該当する14歳以上の犯罪少年は少年法によって処遇され，(2)に該当する14歳未満の触法少年は児童福祉法によって処遇されてきたが，近年，少年犯罪の増加や粗暴・凶悪化をはじめとした変化に対応して，刑事処分可能年齢を16歳から14歳に引き下げる「厳罰化」の動きがみられ，少年法などの一部が改正され，2001（平成13）年4月1日に施行された。その他，少年法改正案には，審判手続きや保護処分のあり方の見直し，被害者への配慮，保護者の責任の明確化などが盛り込まれている。

2. 少年犯罪の特徴と現状

　時代の変化にかかわらず，少年犯罪は大人の犯罪と比較すれば原始的で，単純な窃盗や，体力はあっても思慮分別に欠ける粗暴犯が特徴的である。戦後の少年

犯罪の変遷をおおまかにたどると，衣食住を満たすための生活苦による「困窮型」，物のあふれた豊かな生活を反映した享楽的・刹那的な「遊び型」，目立たない少年が突如として重大事件を起こす「いきなり型」の3つの類型を挙げることができる。「困窮型」がほとんど見られなくなった今日では，「遊び型」といわれる，刹那的な快楽をむさぼるための非合法な薬物乱用，遊興費欲しさの万引や恐喝，援助交際と名を変えた売春，ストレスのはけ口としてのオヤジ狩り（ホームレスなど中年男性を対象とした通り魔的な集団リンチ）などが目立っている。さらに，実数としては多いとはいえないが，殺人や傷害致死など人の生命の尊さを踏みにじるような悪質かつ残忍な事件が連続して発生しており，「いきなり型」と呼ばれ，世間の耳目を集めている。このように最近の少年犯罪は質・量ともに大きく変化しており，ときに大人顔負けのショッキングな事件が散見される。

次に統計的な観点に立ち，少年犯罪の発生頻度について大きな流れを見ると，少年刑法犯検挙人員率は戦後一貫して増加し続けており，現在，4回目の増加期にさしかかっている。一方，検挙人員数については，近年の少子化現象により減少傾向が予測され，実際に1983年以降減少傾向にあったものが，1995年を境に増加に転じており，なかでも年少少年の増加が目立っている。また，女子少年は1994年以降増加傾向にある。ちなみに家庭内暴力の認知件数は1995年以降漸増しており，特に中学生が多くなっている。このように少年犯罪の全体的傾向をまとめると，①少年犯罪の増加，②低年齢化，③女子少年の進出，④粗暴・凶悪化などの特徴がみられる。

3. 少年犯罪と精神医学

犯罪は環境要因と遺伝要因が織り成す複雑な社会現象であるが，古今東西を通じ，環境要因としての崩壊家庭は非行・犯罪の温床として知られている。最近，特に幼児虐待が注目され，それは男子少年では破壊・暴力行動と，女子少年では薬物乱用や性的逸脱行動と関連があるといわれている。また，個人主義の台頭，価値観の多様化，核家族化といった家族システムの変化や学校教育の変化に伴い，家庭内暴力や校内暴力が増加している。一方，遺伝要因としては，例えばXYY症候群と暴力性とは関連があるという報告も見られ，さまざまな議論が行われているが，推測の域を出ていない。その他，ホルモンや神経伝達物質の異常，糖や脂質などの代謝異常などが指摘されているが，定説はない。

精神障害との関連で少年犯罪をみると，生物学的な基盤の異常が想定される発

達障害の範疇に属している精神発達遅滞，学習障害，注意欠陥・多動性障害，広汎性発達障害などによって家庭や学校で不適応を起こして心理・社会的な葛藤状況に陥り，人格発達に歪みが生じ，二次的に犯罪に至る事例が散見される．これらの障害を除いて少年犯罪と最も関連が深いのが行為障害である．

行為障害は操作的診断基準であるDSM-Ⅲ（1980）によって採用された概念で，その特徴は「他者の基本的人権または年齢相応の社会規範または規則を侵害するような行動様式が反復し持続すること」であり，反社会性パーソナリティ障害の幼若型であると考えられている．精神医学的概念である行為障害と法的概念である少年犯罪は必ずしも一致しないが，両者は**表3**（6頁）のように密接な対応関係がある．単発の反社会的行動は犯罪と認定されることはあっても行為障害には該当しないし，逆に行為障害と診断される少年の問題行動が必ずしも法に触れるわけではない．

したがって少年犯罪は，行為障害という概念を用いて規定し直すと3つのタイプに分けることができる．第1は反社会的行動が反復・持続している場合で，行為障害の中核群に相当し，第2は心理社会的なストレス状況で生じた一過性の反社会的行動の場合で，行為障害を伴う適応障害に相当し，第3は単発性の反社会的行動の場合で，行為障害ではなく臨床的関与の対象となることのあるその他の状態に，それぞれ相当している．なお，犯罪を犯した少年の施設内処遇については，これまで少年院の教官による矯正教育が主体であったが，行為障害という概念が導入されたことにより精神医学的観点からも見直され，特に医療少年院では重度の行為障害に対して医療部門と教育部門の密接な連携のもとに，濃厚な治療・教育が試みられている．

II. 非社会的行動と自己破壊的行動

A. 不登校とひきこもり

1. 不登校・ひきこもりと非行

　「ひきこもり」という言葉が社会的に認知されてまだ日は浅いが，それは高度情報化・管理化された現代という時代の社会・文化的問題を反映した社会現象であると考えられる。元来，ひきこもりは，不登校，家庭内暴力，ホームレスなどと同様に，臨床単位でも疾患名でもなく，ある個人のひとつの状態を表している言葉に過ぎなかったが，臨床的な関与を必要とする状態として，その存在が注目されつつある。例えば倉本は，執拗な社会的ひきこもり（persistent social withdrawal：PSW）を治療を要する疾患単位として提唱し[1]，以下のような診断基準を挙げている。

(1) 成人早期までに始まり，6か月以上にわたる，著しく，持続的な社会的ひきこもり
(2) 社会的，学業的あるいは職業的な活動に携わりたがらない
(3) 家族以外の親密な友人がまったくか，あるいはほとんどいない
(4) 心因反応的，一過性あるいは機会性以外の精神症状はほとんどない
(5) 何らかの身体疾患や他の精神障害（例えば，統合失調症，うつ病，器質性精神障害など）によるものではない

　ここでは，とりあえず倉本の診断基準(1)〜(5)を満たすものを「狭義」のひきこもり，(1)〜(3)を満たすものを「広義」のひきこもりとして，後者を考察の対象とする。そうすると，同じひきこもりでも病的意義は少なく，暖かく見守っていれば自然にアイデンティティを確立し，自発的に社会参加していく一過性のものから，執拗で根深く，そのかたくなな生活パターンを支え切れなくなった家族が臨床家を訪れたり，家庭内暴力やリストカットなどの問題行動がエスカレートして殺傷事件に至り，司法が介入せざるを得なくなるケースまで，さまざまなものを

含むことになる。ここでは，必ずしも重篤なひきこもりという意味ではなく，ひきこもりから犯罪・非行に至るようなケースを対象として論じることにする。まず，最近の少年非行の特徴についておおまかに触れ，ひきこもりとの関連について考察し，ひきこもりのなかでも，どのようなタイプが犯罪・非行に結びつく危険性が高いのか，どのような兆候があれば介入すべきであるのか，治療にあたってどのようなことを考慮するべきかなどについて，非行少年のなかでひきこもりの既往のある事例を交えながら検討していく。

2. 事例と解説

以下に，不登校・ひきこもりと関連の深い非行の事例をいくつか挙げ，説明する。

事例6　傷害（19歳，男子）

両親，本人，弟の4人家族。母親によると幼稚園のころから内向的で寂しがり屋であったという。小学校3年生の時にいじめに遭い，1か月間不登校になった時期がある。中学卒業後，県立高校に進学するが，1年の3学期ごろから何事に対してもやる気がなくなり，次第に家にひきこもるようになる。高校3年（17歳）の時，家族や高校の先生にすすめられ精神科クリニックを受診するが，通院治療は自己判断ですぐに中断する。このころ，すでに幻聴が出現していたようであるが，誰にも相談することなく1人で悩んでいたという。高校を中退した後，しばらくブラブラしていたが，18歳の時に一念発起して大検資格を取得し，専門学校に通うため上京して単身生活を始める。しかしすぐに学校に通う意欲がなくなり，アパートにこもってテレビゲームをして過ごすようになる。このころ，近くのコンビニエンスストアのドアのガラスを割る，通行人を殴るなどのエピソードがある。いずれも自分を非難する内容の幻聴が聴こえてイライラして我慢できなかったと本人はのちに述べている。19歳の時，近所の食堂で通り魔的な傷害事件を起こし，現行犯逮捕され，統合失調症の診断で医療少年院送致となる。

解説　このケースは幻聴・被害妄想に基づいて通り魔的な攻撃行動を繰り返し，非行に至ったものである。能動的で知能の低下はなく，日常の生活力も保たれている。しかし，本人，家族ともに病識に乏しく，治療は中途半端でドロッ

プアウトしている。普段は特に異常な行動は観察されず，他人との交流はほとんどなく，家族に対しても内面を語らないため，第三者が精神障害であることを認知するのは困難である。ひきこもりが隠れ蓑となって精神病性の崩壊過程が進行し，通り魔的な攻撃行動に及び事例化したケースである。

事後的にみると，介入のタイミングは高校3年生の時に精神科クリニックを受診した時であり，この機会に本人および家族の病識を促し，治療の必要性を自覚させる心理教育 psychoeducation を徹底すべきであったと思われる。治療は薬物療法を主体にした通常の統合失調症の治療に準ずるが，事件を起こし，拘禁されたことによる二次的な心理的外傷に対する精神療法も忘れてはならない。

事例7　放火（16歳，男子）

両親，本人，妹の4人家族。幼少時，特記すべきことなし。本人によれば小学校1年生のころは明るく活発であったが，4年生ごろから対人関係でうまくいかないことが増えていき，次第に友人を避けるようになったという。6年生の時には，自分の容姿や仕草が変わっていると噂を立てられ，いっそう孤立していったという。そのころに，入院した母親を見舞うために学校を休んだ際，「学校は行かないほうが気が楽だ」と実感して，それを機に不登校が始まる。中学校に進学してから登校したのは始めの1週間だけで，自室に閉じこもる生活が続いていた。このころから軍事，独裁者，テロリスト，犯罪などに興味を持ち，インターネットで調べたりするようになった。また，エアガン，ナイフなど武器の収集も始めていた。さらに，長期間のひきこもり生活で不安や不満をうっ積させ，母親や妹に対して八つ当たりして殴る蹴るといった家庭内暴力もみられている。中学卒業後も進学や就職する意欲はなく，家でブラブラしていた。16歳の時，近隣者から嫌がらせを受けていると思い込み，復讐のため放火して全焼させた。数週間後も，かつて小学校でいじめられたり嫌がらせをされたことを思い出し，復讐のためクラスメートの家に放火して死傷者を出している。その3か月後，放火しようと深夜徘徊しているところを逮捕される。拘留中の精神鑑定の結果，一連の事件は被害的な妄想に基づいて行われた犯行であるとされ，妄想性障害の診断で医療少年院送致となる。

解説　このケースは長期にわたるひきこもり生活のなかで，社会性の発達が滞り，認知や思考の歪みが修正されないまま幼児的万能感と被害感が肥大して被害関係妄想に発展し，周囲への復讐心が高じて連続放火に至ったものである。現実の世界で満たされないものを空想の世界で補うことによって，現実

と空想のギャップはますます大きくなり，うっ屈した攻撃性が放火という形で突如として顕在化している。入院初期には「嫌がらせを受けていた」という妄想的確信は訂正不能であったが，1年以上にわたる治療の進展とともに徐々に揺らぎ始め，「あれは思い込みだったかもしれない」と疑念を持つようになった。

　事後的にみれば，性格面では共感性の欠如や独善的な解釈で他人を批判・攻撃する傾向，過激な思想への傾倒，武器の収集，家庭内暴力などが危険な兆候であったと考えられる。介入すべきであったと考えられるタイミングは，第1には中学に入学してからまったくの不登校になった時点，第2には中学卒業時，本人の将来について話し合いが行われた時点，第3には母親や妹に対して家庭内暴力が始まった時点の3つが挙げられるであろう。このようなタイプの妄想性障害の治療としては，まだ若年であるため，長期にわたる集団生活の中で，薬物を適宜併用しながら，認知行動療法と精神療法の組み合わせをバランスよく行うことが有効であると考えられる。

事例8　窃盗（17歳，男子）

　両親，兄，本人の4人家族。幼少時，特記すべきことなし。父親は多忙なサラリーマンで，子育てにはほとんど参加せず，一方，看護師をしている母親は過保護・過干渉気味であったという。共働きで経済的には裕福であるが，両親の仲は極めて悪く，喧嘩が絶えなかった。小学校低学年までは特に問題行動はなく，欲しい物はたいてい買ってもらえたようである。小学校5年生ごろから「お腹が痛い」などの症状を訴え，学校をさぼるようになる。次第に生活リズムは乱れ，昼夜逆転し，自分の部屋にひきこもって長時間テレビゲームに熱中するようになる。友だちつき合いもなくなり，中学校1年の夏休み明けからはまったく学校に行かなくなった。家族との会話もほとんどなく，少ないながらも言葉を交わす相手はもっぱら母親であったが，その母親に対する暴力が始まる。そのうち暴力がエスカレートして母親が骨折した事件をきっかけに，母親は近所にアパートを借りて別居するようになる。

　その後，コンビニエンスストアで弁当などを買って子供に食べさせるなど，父親が生活の面倒をみていた。本人は自室にこもっていることが多く，外出はゲームソフトやCDを買いに近所のコンビニエンスストアに行く程度だったが，中学校2年ごろから街中を徘徊するようになり，地元の不良集団とかかわりを持つようになる。中学卒業後は定職につかず，いくつかアルバイトをしたが長続きしなかった。喫煙，飲酒，家出，万引に始まり，無免許運転，ボンド

吸引，ひったくりなど非行がエスカレートして，16歳の時に窃盗事件で少年鑑別所に入所する。在宅観察となり，しばらく自宅にひきこもっていたが，再び無免許運転，シンナー吸引などが始まり，17歳の時，窃盗で逮捕され少年院送致となる。少年院に入院して3か月目に生活面で注意を受けた際に激しく興奮して職員に暴力をふるい，保護室に収容された。その後も気分のむらがあり，取り乱しやすく，些細なことをきっかけにふてくされ食事もせずに終日ベッドの中でうずくまるなど，指示を無視して日課を拒否することがしばしばあった。また，母親との面会も拒否することが多く，たとえ面会しても始終メソメソ泣くばかりで，会話にならなかった。器物破損，自傷，拒食などが続いたため外部精神科病院を受診したところ，落ち着きなく多弁多動で会話はまとまらず，その内容は誇大的かつ被害的で，「行為障害および短期精神病性障害」と診断され，医療少年院に転院となる。

解説 このケースは小学校5年から中学1年までのひきこもりのあとに，家の外に出るようになったが，不良集団と接触し，非行に至ったものである。対人接触の機会が少なく，社会経験が乏しいため，容易に非行感染している。また，主体性がなく，刹那的で，不良仲間に付和雷同し，集団で非行を繰り返している。不良仲間から認めてもらうために追従・迎合し，非行はエスカレートしていった。対人関係で行き詰まると，威圧し暴力をふるって支配しようとするか，あるいはふれくされ，いじけて駄々をこねるなど反応パターンは非常に稚拙で，まさに家庭内暴力の延長上にある。

操作的診断基準に照らし合わせると，17歳の時点では結果的に行為障害に該当するが，狭義の精神障害は認められず，少年院在院中の問題行動や症状は反応性のものと考えられる。人格の未熟さ・偏りがあり，拘禁という特殊な状況に置かれていることを考慮すると，診断的には適応障害とするのが妥当であろう。

両親の不和と養育態度ならびに世間体を気にして第三者の専門機関に相談・依頼することをためらったことが，ひきこもりから非行への発展を可能にした原因の一端をなしていたことは否めないであろう。

治療のポイントは，資質と環境のミスマッチングからくる，歪んだ人格発展を阻止することであり，単なる個人精神療法だけではなく，同世代の集団の相互作用の中での生活・行動訓練と帰住環境調整を念頭に置いた家族療法が不可欠であると思われる。

参考文献
1) 倉本英彦：社会的ひきこもりへの援助―概念・実態・対応についての実証的研究．ほんの森出版，2002

B. 家庭内暴力

　筆者が精神科医として矯正医療の現場でかかわっている対象は，すでに非行・犯罪が発覚して事例化した少年である。言い換えると司法判断による少年院収容を前提とした事後的な医療の介入である。

　一般に，非行の重大性，再犯の可能性，資質の問題性，不良交友の広がり，家庭環境など，さまざまな観点から検討され，社会内処遇が困難であると判断された非行少年は，少年院送致となる。このような非行少年のなかで心身に障害があり，専門的医学治療が必要と判断された場合には，特に医療少年院に収容される。医療少年院では，非行に対する矯正教育と疾病に対する矯正医療を施すという確固とした収容目的があり，被収容者および収容者のお互いの関係性が明確に規定されている。矯正医療において処遇部門と医療部門の緊密かつバランスのとれた連携が重要であることはいうまでもない。

　家庭内への介入における司法と医療の役割関係は，少年矯正における教育部門と医療部門の関係と構造的に類似しているが，自由と責任，権利と義務などの点において，より複雑な様相を呈しており，一筋縄ではいかない，さまざまな難問を抱えている。

1. 少年非行と家庭内での暴力

　考察の対象は医療少年院に収容されている少年（男女合わせて）で，年齢はおおむね14歳から20歳までである。現在，医療少年院に収容されている少年の送致病名を見ると，精神疾患が約2/3，身体疾患が約1/3であり，それぞれさまざまな問題を抱えている。前者においては非行と疾病が複雑に絡み合っているが，後者においては非行と疾病は別個に考えることができる。したがって後者の抱えている家庭内での問題は一般の少年院に収容されている非行少年の問題と大差はないということができる。要するに医療少年院には非行性と疾病性の二重苦を抱えた多種多様な非行少年が収容されており，一般の非行少年の家庭に見られる問題のパターンを一通り網羅していると考えられる。

　次に「家庭内での暴力」との関連で被収容少年を見た場合，まず，a.「家庭内での暴力」が収容事由になっている場合と，b. 他の非行・犯罪が収容事由になっている場合の，2つに分けて考える必要がある。

a.「家庭内での暴力」が収容事由になっている場合

このような被収容少年はいわゆる内弁慶で，元来非行性はあまりない。収容事由は，以下の3つのパターンが考えられる。

(1) 家庭内暴力が繰り返され，エスカレートした結果，家庭内で傷害致死，殺人，放火など重大事件を引き起こした
(2) 普段，家庭内暴力はみられないが，突如として傷害致死，殺人，放火などに至った
(3) 家庭内暴力はそれほど過激ではないが，それに伴う他の問題行動，例えば不登校，ひきこもり，自傷行為，不潔行為，薬物乱用などがあり，虞犯として収容された

b. 他の非行・犯罪が収容事由になっている場合

ここではまず，本人が「家庭内での暴力」の，

(1) 加害者である場合：非行歴はみられないが，家庭内暴力が家庭内におさまらず，一挙に家庭の外に波及して非行・犯罪に至った
(2) 被害者である場合：非行少年の家庭環境を調べた時に幼少時から虐待を受けていたことが発覚した
(3) 加害者でもあり被害者でもある場合：いわゆる崩壊家庭における被虐待児で，早発多方向の非行歴があり，思春期以降は親子の力関係が逆転し，家庭内暴力と非行・犯罪が共存していた

の3通りが考えられる。

2. 事例と解説

「家庭内の暴力」との関連で事例をいくつか挙げ，解説を加える。

事例9　家庭内暴力の延長としての放火（18歳，女子）

両親，本人，妹の4人家族。自営業をしている父親は自分勝手で，よく暴力をふるったという。母親は口うるさく気性が激しい。患者は男の子のように育てられ，小さいころスカートをはいたことがなかった。小学校5年生の時，いじめられて不登校になる。小学校6年の時には思い悩んで首を吊るという自殺未遂のエピソードが一度あった。定時制高校中退後，スポーツ用品店でアルバ

イトをしていた。中学校を卒業したころから家庭内暴力はあったが，事件前の1か月半は特にひどかった。本件非行は，父親と喧嘩した時に逆上して，あてつけに自宅に放火したものである。ビールを飲んだあとに睡眠薬を十数錠服用し，もうろう状態で犯行に及んでいる。鑑別所では事態の大きさに気づいたためか，動揺が激しく，不安・緊張状態で感情失禁もみられ，心因反応の診断で医療少年院送致となる。

医療少年院入院当初は不安・焦燥感が強く，診察時の態度も拒絶的・警戒的であったのでごく少量の抗不安薬を投与し，主に支持的な精神療法を行った。面接を重ねるにつれ自分の置かれた現実の状況を受け入れ始め，生活に前向きに取り組むようになった。経過観察していたが，対人トラブルもなく，精神症状も軽快したため，短期間で一般少年院に移送となる。

解説 本事例は a の(1)に該当する。家庭内では幼少期から父親による被虐待体験があり，小学校ではいじめられっ子であった。本人の家庭内暴力は中学校を卒業したころから始まっているが，これは家族間の暴力的なコミュニケーションのひとつの現れと考えられる。単なる暴力にとどまらず放火に至ってしまったことは，アルコールと薬物の影響なくしては語れないであろう。

事例10　虞犯（17歳，男子）

5人家族，3人の男兄弟の長男。父親はアルコール依存症で，患者が幼少期のころから母親に対して暴力をふるっている。父親は患者が中学校入学後に登校拒否を始めてからは患者にも暴力をふるうようになる。中学2年ごろから患者の家庭内暴力が始まり，同時に万引，暴走族との不良交友，有機溶剤やライターガスの吸引など非行も次第に広がっていく。患者の暴力に困った両親は患者を全寮制の高校に進学させるが，繰り返し規則違反をして停学処分となり，自宅に戻る。非行に加え，家族への暴力が激化したため，患者が弟の膝に鉛筆を刺したことを機に家族が警察に通報し，逮捕となる。虞犯にて観護措置決定し，不眠や幻聴の訴えあり，医療少年院送致となる。

入院当初，患者は「家庭内暴力ぐらいでなぜ少年院送りにならなければいけないのか！」と納得せず，ふてくされていた。入院中，しばしば些細なことでイライラを訴え，気分安定薬を欲しがることが多かったが，暴力行為はみられなかった。投薬量は最小限に抑え，主に行動療法を行ったところ，徐々に表情

も和らぎ，生活に慣れていった．4か月後，特に訴えはなく，服薬の必要性も認めなかったので一般少年院に移送となる．

解説　本事例はaの(3)に該当する．事件前に両親は何度か精神科医療機関に患者を受診させているが，明らかな精神症状はみられず，本人の治療意欲も不十分で，入院治療の適応はなかった．一方，家族はたび重なる暴力に耐え，警察への通報をためらっていた．また，外来通院することなく，いずれも中途半端で治療の軌道に乗っていない．家族による警察への通報と現行犯逮捕という司法の介入が膠着状態を解決に向かわせる契機となっている．

事例11　妄想に基づく放火（17歳，男子）

　過保護・過干渉であった母親は患者が中学2年の時に病死している．職人をしている父親と本人，1歳下の弟の3人家族．小さいころから引っ込み思案で，友達は少なかった．先天性水頭症があり，小学校3年生の時に手術している．そのことで頭に傷が残っており，中学1年の時にいじめられたという．定時制高校に進学するが，学校になじめず中退する．父親の仕事を一時期手伝っていたが長続きせず，その後は家で無為徒食の生活をしていた．患者は自分の病気や母親の死は父親のせいであると父親を恨んでおり，しばしば因縁をつけて父親に暴力をふるっていた．事件の1か月くらい前から父親と父親の職場の同僚が自分を悪く思っているという妄想を抱き，父親を困らせるために父親の車と近所の家に放火する．鑑別所では妄想的な言動があり，心因反応の診断で医療少年院送致となる．

　医療少年院入院当初，被害関係念慮がみられたが，内容は父親およびその知人に限局しており，患者の身体的コンプレックスおよび母親の死から了解可能なものであった．家族から離れた環境で，同世代の生徒にもまれ社会性を身につけたことと，定期的に来院する父親との合同面接の繰り返しにより，患者の中に洞察が芽生え，父親への被害感は消失していった．1年ほどの入院期間を経て父親との関係も改善し，父親のもとに退院となる．

解説　本事例はbの(1)に該当する．身体的ハンディがあり，生活力に乏しく，学校でもいじめられていた患者をかばってくれていた過保護・過干渉の母親を失ったことから妄想を発展させたものと考えられる．事件前，父親は本人が病的であるという認識はなく，攻撃的な言動に耐えていた．放火事件という形で司法が介入し，一挙に家族の病理が露呈することとなった．医療少年院での治療・教育課題は，不十分であった「喪の仕事」のやり直しと父子の

関係の修復・改善であると考えられた。

なお b の(2)として特に多い非行は女子による覚せい剤や売春などであり，b の(3)は従来からある典型的な非行少年のパターンである。前者は薬物性精神病の診断で医療少年院に送致されることが多いが，後者のほとんどは一般少年院に送致されるのが通例である。

C. 自己破壊的行動

ここでは，自己破壊的行動として，リストカット，過量服薬，拒食・過食・嘔吐，自殺行為などを扱う。

1. 自己破壊的行動と少年非行

一般に攻撃性が外に向かい暴力的・破壊的行動となることが多いのが，シュナイダーの爆発性精神病質や無情性精神病質（情性欠如者），および操作的診断基準の反社会性パーソナリティ障害である。これに対して，内に向かい自傷・自殺行為となることが多いのは，うつ病，境界性パーソナリティ障害，演技性パーソナリティ障害，摂食障害などである。リストカットや過量服薬は，真剣に自殺を決意しているものから，ナイフによる刻印と痛みによる現実感の自己確認や他人の気をひくため(attention seeking)のパフォーマンスまで，さまざまなバリエーションがある。リストカットであれば，例えば使用した道具，遂行の場所・時間，他人が傍にいたかどうか，負傷の部位・程度・回数，前後の状況，第一発見者または発覚の仕方，患者の語る動機などの情報を収集し，総合的に判断する必要がある。真剣な自殺の典型はうつ病であり，完遂するのは縊死や飛び降りの場合が多い。

不食はハンガーストライキによるものと摂食障害の症状としての拒食の2つが重要である。ハンガーストライキは，自らの意思による合目的的行動であり，例えば反抗，処遇改善のための駆引き，宗教・政治的信念に基づくものなどがある。摂食障害は，拒食・過食・嘔吐など食行動に関する異常であり，大きく分けて，拒食のみの神経性無食欲症 anorexia nervosa と，過食・嘔吐を伴う神経性大食症 bulimia nervosa の2種類がある。一種の嗜好であり，慢性的な自己破壊行動であると考えられる。病理は深く，境界例水準のものから精神病水準のものまで

あり，特に神経性大食症では虚言，窃盗，薬物乱用，自傷行為（リストカットなど）その他が併存することが多い．

2．事例と解説

事例12　リストカット，過量服薬（17歳，女子）

　母親，母方祖父母，伯父とアパート生活をしていた．母親は派手，元暴走族で自己破産者であり，某宗教の信者でもある．父親も元暴走族で少年院入院歴がある．本人が生まれてまもなく離婚したが，その後もつき合いは続いている．母親は暴走族に加わってシンナーを吸引していた17歳当時，同じ不良仲間だった父親（当時19歳）と結婚して妊娠したが，出産前に離婚している．

　本人は，幼少時から甘やかされ，まともなしつけをされずに生育した．手づかみで食事をし，欲しい物は見境なく与えられていたという．小学校低学年のころは，学校ではおとなしく，あまり目立たなかったという．小学校高学年からは自己の要求が通らないと執拗につきまとったり，暴れたりして，家族をもてあますようになってきた．中学1年から不登校，祖父母に対する執拗な嫌がらせ，家庭内暴力，リストカット，援助交際などを繰り返した．教育相談所に通っていたが，特定の職員に目をつけ，1日に200回もいたずら電話をしたこともあった．14歳の時，職員が自分の要求を受け入れないことに立腹し，ナイフを振り回して職員に傷を負わせたために，鑑別所に第1回入所となる．退所後，「思春期危機および行為障害」の診断で精神科に外来通院していたが，テレクラ遊びをしたり，鑑別所で担当だった職員に何通も脅迫状を送ったり，何十回も脅迫電話をかけたりしていた．また，家庭内暴力が激化する一方，リストカットや過量服薬で何度か救急車で病院に運ばれている．テレクラを使って不特定多数の男性と避妊もせずに性行為を繰り返していたが，妊娠しなかったので自分が不妊症であると勝手に思い込み，産婦人科を受診した際，妊婦が憎たらしいと外来の待合室で包丁を振り回し大暴れしたために15歳の時，第2回の少年鑑別所入所となり，17歳まで約2年数か月間，医療少年院に入院する．

　入院当初は，不安・焦燥感が強く，自責的になって何度も遺書を書いたり，手首を切ったり，自分の首をしめるなど行動症状が前面に出ていた．寮生活に慣れ，個別処遇から集団処遇に移ると関係念慮が始まり，他の少年や職員に対

してしばしば被害的になり，些細なことをきっかけに罵声を浴びせたり，物を壊すなど攻撃的言動を繰り返すようになる。また，気分のむらが激しく，自分の衝動が抑えられず，何度も規律違反をして懲戒処分になったり，自傷行為のために保護室に収容されることもあった。担任の女子教官との関係については，理想化して独占しようとする一方，自分の思い通りにならないと攻撃的になったり，自傷行為や拒食など問題行動を起こすことによって自分に注意をひきつけようとするなど演技的・操作的な面がみられた。このような膠着状態がしばらく続いたが，医療部門と教育部門の一貫した対応により，徐々に信頼関係ができ始め，自分の内面的な葛藤を言語化するようになった。その後，自己嫌悪と自己陶酔という矛盾した感情が意識化され，統合される過程で，対人認知の歪みが是正されるのと並行して，母親との関係も改善し，見捨てられ不安や死へのこだわりはあまりみられなかった。また，善悪の分別も芽生え，例えば薬を何日分もため込んで過量服薬したり，ガラスの破片を隠し持ってリストカットするなどの意図的・計画的な問題行動は抑えられるようになってきた。しかし，そのころから，特に理由もなく恐ろしい光景が浮かんだり，普段と違うことをしたら不幸なことが起こるのではないかという疑念がわいて頭から離れないなどの強迫症状が目立つようになった。その他，一過性に身体的不定愁訴が多くなり，自分は癌であるとか性病であるとか病気にこだわり，執拗に検査を要求し，保証を求めるといった心気傾向が前面に立つ時期もみられた。

退院前には，相変わらず一過性かつ状況依存的な被害関係念慮が認められ，他罰的になったり，自責的になったりすることはあったが，対人暴力や自傷行為などの行動化はみられなくなった。また，気分の変動については，特に生理前に不安・焦燥感が強くなり，多少攻撃的になることはあったが，入院当初に比べればかなり穏やかで聞き分けがよくなってきた。治療については，両親は協力的で，本人も病気の自覚があり，治療の必要性をある程度は理解していた。

解説　患者の問題行動は対人暴力，器物損壊，ストーカー行為，自宅への放火，頻回にわたるリストカット，服薬自殺未遂，薬物乱用（シンナー），売春など多岐にまたがっている。操作的診断基準を適用すれば，小児期発症型の重症「行為障害」に該当する。気分変動はみられるものの，現実吟味力も保たれており，幻覚・妄想などの明らかな精神病症状は認められず，狭義の精神病は否定される。入院時点では年齢が18歳未満であるため適切な人格診断はできないが，自己愛性，演技性，強迫性が顕著に認められた。退院後の経過を含めると操作的診断基準では境界性パーソナリティ障害に該当する。

治療面では，濃厚な精神療法により，内面的葛藤を言語化させ，内省・洞察を促した。治療の進展とともに自傷行為や対人暴力などの行動症状は軽減したが，関係念慮や強迫観念などの神経症的葛藤が生じ，さらに身体的不定愁訴が多くみられるようになった。また，両親との合同面接を繰り返して，家族療法的アプローチにより，環境調整を行った。薬物療法としては，初期には鎮静し，行動化を抑えるため，主に抗不安薬と抗精神病薬を用いたが，規範意識が抗うつ薬や炭酸リチウムなどの精神安定薬を加えた。医療少年院のおける治療・教育により，行動症状が前景に立つ，多罰的な構えから，神経症的葛藤に悩む内省的な構えに変化し，病識が芽生え，衝動性のコントロールもある程度改善されたということができよう。

事例13　自傷，自殺企図（18歳，女子）

実父の酒乱により両親は離婚となり，実母に引き取られるが，実母と一緒に生活したのはわずか1年足らずで，伯母宅，養護施設などを転々とする。実母は再婚し，継父との間に16歳下の弟がいる。小学校5年生ごろから，喫煙，飲酒，万引，夜遊び，不良交友が始まる。中学校2年になってからは，ほとんど学校に行かず，暴力団関係者の彼とつき合い始め，シンナー，覚せい剤にも手を出すようになる。行状が改まらず，何度か補導され，中学3年生（15歳）の時に教護院入所措置となる。定時制高校に進学したが，17歳の時，家出，窃盗，傷害，不純異性交遊などあり，虞犯にて少年院送致となる。入院後2か月目ごろから，過食・嘔吐が始まり，体重61kgあった体重が入院10か月後には42kgとなり，医療少年院に転院となる。転院後さらに2か月目，体重は35kgまで減少し，10か月後に医療少年院退院と同時にM精神病院に入院となる。M精神病院退院後，ハンバーガーショップなどでアルバイトをしながら外来通院していた。

18歳のとき，再び窃盗で逮捕されて警察拘留中から嘔吐が始まる。鑑別所在所中，反抗的で暴言，暴力，自傷，自殺企図などがみられた。また，頻回に過食と嘔吐を繰り返すため急激に体重が減少し，脱水，低血圧，低カリウム血症など全身状態が悪化して何度かショック状態となり，救急車で外部病院に搬送されている。

医療少年院への第2回入院時，医療に対する不信感が強く，反抗的で自己中心的な要求は際限なく，「ここにいるくらいなら死んだほうがましだ」と拒食し，治療を受けつけなかった。体中に自傷の跡があり，左腕に無数の切創，両

腕と殿部にタバコによる熱傷の跡，腕・肩・胸に本人が自分で入れた刺青が認められた。逮捕時60kgあった体重は44kgまで減少し，自力歩行も困難な状態であった。入院後も過食と嘔吐を繰り返し，入院1か月後には35kgまで減少したので，中心静脈栄養に切り替えた。この時点でも患者は食事について異常なこだわりがあり，経口摂取を中止した場合，点滴を自己抜去する危険性があったため，あえて経口摂取を併用した。いったん40kgまで回復したが，再び過食・嘔吐が激化し，一時は32kgまで体重減少するなど不安定な状態が続いていた。その後も，過食・嘔吐は改善せず，気分にむらがあり，身体的不定愁訴は頻回でしつこく，睡眠薬，気分安定薬，鎮痛薬，下剤などを昼夜構わず要求し，要求が通らないと反抗的になり，暴言を吐いたり，騒音を立てたり，ときには点滴を自己抜去するといった問題行動が退院直前まで続いていた。

　退院が近づき，家族の受け入れ状況の見通しが立ってくると，反抗的態度は軟化する。徐々に過食・嘔吐は目立たなくなり，入院10か月後，退院となる。

解説　　診断的には拘禁状況で発病した摂食障害と考えられる。社会や大人にたいする不信感が強く，反抗や攻撃は執拗で徹底しており，過食・嘔吐の他に暴言，暴力，自傷，自殺企図など行動症状が前景に立っている。摂食障害の症状は拘禁解除とともに軽減しているが，その他の行動パターンに大きな変化はない。これら一連の反社会的行動を操作的診断的基準に当てはめれば反社会性パーソナリティ障害に該当するであろう。

事例14　異物嚥下（16歳，男子）

　両親，患者の3人家族。幼少時から父親の暴力が絶えず，両親の仲は険悪であった。

　小学校入学時から，学校の門をくぐろうとせず，不登校気味であった。小学校2年生ころから万引が始まる。小学校3年ころから父親の暴力がひどくなり，鉄パイプで叩かれたこともあった。小学校4年ころから，母親は仕事や家事をしなくなり，酒を飲んで寝ていることが多かった。このころから少年は頻繁に家出をして保護されるということを繰り返している。また，母親はアルコール依存症で入退院を繰り返したり，サラ金に手を出して家出するなど問題が多く，両親は離婚。その後，母親は行方不明になっている。

　小学校5年の時，暴力，窃盗ならびに父親による虐待のため，児童自立支援

施設に入所となる。入所中も，無断外泊，窃盗などあり，精神病院に「行為障害の疑い」で入院となる。入院中にも窃盗，弄火など問題行動が絶えなかった。翌年，自宅に戻るが，小学校6年では保健室登校が多かったという。中学入学してまもなく，情緒障害施設に入園する。ここでも，無断外泊や自動車盗などを繰り返し，14歳の時，児童自立支援施設に再入所となる。入所中も暴力，器物破損，無断外泊などあり，虞犯の要件でM少年院送致となる。1年後にM少年院退院となり，定時制高校受験を目指すが失敗する。その後ファーストフードなどでアルバイトをするが長続きせず，不良交友，窃盗などあり，半年後，16歳の時，再びN少年院送致となる。N少年院では身体的不定愁訴が多く，拒食，日課拒否，対人暴力，器物損壊などがみられた。暴れた後に「憶えていない」などの発言があり，1か月後，「解離性障害の疑い」で医療少年院に移送される。

医療少年院入院時から，頭痛，腹痛，食欲不振，不眠などの訴えがあり，集団場面を回避する傾向がみられた。本人が抑うつ気分を訴えたため，抗うつ薬を投与したが効果はみられなかった。また拒食が続くため，点滴や経管栄養などを行っていたが，1か月後，異物嚥下（ボールペン数本，バインダーの金具など）が発覚し，異物除去のため外部病院に緊急入院となる。同病院で胃内の異物については内視鏡により除去され，腸管内に達していた異物は肛門から排泄された。医療少年院帰院後は，異物嚥下を予防するために居室の物品制限をし，段階的に制限を緩和するとともに徐々に集団日課に参加させる方針をとった。その後，特に問題行動や精神症状はみられず，ある程度前向きに集団日課に取り組むようになったため，一般少年院に移送となる。

解説 崩壊家庭で生育し，被虐待歴あり，施設生活が長い。不登校，家出，窃盗，弄火，対人暴力，器物損壊などあり，行為障害の小児期発症型・重症例に該当する。軽佻で自己顕示性がある反面，対人緊張強く，受動・攻撃的 passive-aggressive であり，N少年院での集団不適応から拒食や異物嚥下が始まっている。異物嚥下について本人は全く語らず，レントゲン撮影で判明した。養護施設や児童自立支援施設内ではフラストレーションがたまると生徒や職員に対する暴力に及んでいたが，少年院では他の生徒や教官にかなわないために攻撃性が内向し，自己破壊行為に及んだものと考えられる。拒食や異物嚥下は単なるパフォーマンスの領域を超えており，点滴や経管栄養を好み，手術も辞さない構えがあることから，ポリサージェリー polysurgery に発展した可能性がある。したがって診断的にはヒステリーや詐病よりも病

態水準が悪く，虚偽性障害のレベルに相当していると考えられる。

　医療少年院である程度適応していたが，患者の役割をとらせないように不必要な医療的介入を避け，新たな環境でさらなる処遇の進展を図るため一般少年院に転院させる措置をとった。

ポリサージェリー polysurgery

　頻回に手術を反復して受けることで，頻回手術症ともいう。たとえば急性腹症で何度も救急車で運ばれ，手術を受けたり，目鼻の手術などを美容整形外科で何度もやり直したりする。患者の訴えと客観的所見が一致しないことが多く，心気症的傾向がみられたり，合理的理由もなく患者が手術をことさら希望することがある。ミュンヒハウゼン症候群と関連があるとされている。

虚偽性障害

　身体的または心理的兆候または症状の意図的産出や捏造であるが，詐病のように経済的利得を求めたり，法的責任を回避するわけではなく，その動機はもっぱら患者の役割を演じることにある。

第2部
精神障害と少年非行

　第1部では非行を行動の側面から論じてきたが，第2部では精神障害という側面から論じる。「はじめに」で述べたとおり，本書は精神障害を心因性，内因性と区分するシュナイダーと同じ立場を取っている。第2部では，精神障害に影響するものとして環境要因の果たす役割が大きい心因性精神障害から論述し，生物学的基盤が重要な役割を占めるものへと順番に解説を加えていく。

I. 心因性精神障害

A. パーソナリティ障害

　ここでは，パーソナリティ障害と行為障害との比較や関連について解説を加える。特に境界性パーソナリティ障害，反社会性パーソナリティ障害など，犯罪報道でしばしば名前の挙げられるものについて触れる。ただし，これらのパーソナリティ障害は青年期以降の人格が一定程度固まったあとに診断が付与されるものであり，少年非行について論じる本書の趣旨から外れるため詳述はしない。関心のある読者は，成人を対象にした異常心理学や犯罪精神医学などの優れた成書に当たられたい。

1. パーソナリティ障害と行為障害

　パーソナリティ障害という用語は personality disorder の訳語で，DSM-III および ICD-10 以後に市民権を得たが，この概念が成立する前に使われていた用語は精神病質 psychopath であった。精神病質は異常な精神状態から精神病や精神薄弱を除いた残余であり，犯罪学と精神医学にまたがるかなめとなる概念である

ということができる。パーソナリティ障害の概念を理解する上で，有意義であると思われる犯罪学については，【補】犯罪学の流れ（41頁）を参照願いたい。

　近年，重大犯罪を起こした一部の少年事件の精神鑑定で「行為障害」の診断名が採用され，その存在が世間一般に知られるようになったのは記憶に新しいところである。第1部の「Ⅰ．反社会的行動」においては行為障害について記述してきたが，行為障害の概念理解を深めるにあたって，パーソナリティ障害 personality disorder の概念とその関連について簡単に整理しておく。法に触れる行為に至ったパーソナリティ障害と行為障害を比較したものが表5である。

　ドイツの精神科医シュナイダーは，異常人格の下位概念として，「その人格の異常性のために自ら悩むか，社会を悩ませる異常人格」を精神病質 psychopath として定義し，そのなかに神経症も含めている。この概念は，今日，世界的に広まりつつある操作的診断基準である DSM-Ⅳ や ICD-10 においてパーソナリティ障害という用語に置き換えられている。パーソナリティ障害のなかで最も犯罪と関連が深いのはB群（次頁）に属する反社会性パーソナリティ障害であるが，これは攻撃的かつ反社会的で偏った行動様式の反復と持続によって特徴づけられる人格異常である。しかし，これらはすでに人格が一応完成された成人についての議論であって，成長・発達の途上にあり，人格構造が固まっていない未成年についてはこれらの診断基準をあてはめることはできない。そこで，成人における反社会性パーソナリティ障害と類似の状態に対して，18歳未満の未成年についてはパーソナリティ障害の診断をつけず，実際の現象として観察できる一連の行為の記述だけから選別できるカテゴリーとして行為障害という診断名が採用されたのである。

　行為障害の定義にあたっては，DSM-Ⅳ の診断基準を見てもわかるように，精

表5　パーソナリティ障害と行為障害

	パーソナリティ障害	行為障害
年齢	18歳以上	18歳未満
人格の可塑性	なし	あり
類型化	可能	困難
司法判断	犯罪	非行
収容目的	刑罰	保護・健全育成
矯正施設	刑務所・医療刑務所	少年院・医療少年院

神病理学的な症状論や病因論にはまったく触れられていない。つまり、行為障害は、原因・症状・病理・経過がセットになった通常の医学的な疾患単位を形成していない。したがって、行為障害という診断が下されたからといって、そこから何らかの治療法が導出されるわけではない。この意味で「行為障害」は精神医学において未分化な概念であり、ごみ箱診断 wastebasket diagnosis といわざるをえない。このような現状を踏まえると、行為障害に対して精神医学がどのような形で、どこまでかかわることができるかは、今後の課題であろう。

2. パーソナリティ障害と非行・犯罪―犯罪者性格とパーソナリティ障害

ここでいう「犯罪者性格」は犯罪に親和的な人格類型を指しているが、精神医学のなかでは、すでに述べた「精神病質」という概念として結実し、現代では「パーソナリティ障害」として扱われている。シュナイダーの「精神病質」は「神経症」も含んだ広い概念であったが、操作的診断基準である DSM-IV や ICD-10 では「精神病質」や「神経症」の項目が削除され、「パーソナリティ障害」というカテゴリーのなかで「犯罪者性格」は取り扱われている。ICD-10 に病因論的な観点が加味されているほか、両者の診断学的カテゴリーはおおむね一致しているので、ここでは DSM-IV について述べることにする。DSM-IV のパーソナリティ障害は、A、B、C の 3 つの群 cluster に分かれている。

A 群　妄想性パーソナリティ障害 paranoid personality disorder、統合失調質パーソナリティ障害 schizoid personality disorder、統合失調型パーソナリティ障害 schizotypal personality disorder が属しており、投影性同一視、空想癖、被害念慮などの特徴がみられる。

B 群　反社会性パーソナリティ障害 antisocial personality disorder、境界性パーソナリティ障害 borderline personality disorder、演技性パーソナリティ障害 histrionic personality disorder、自己愛性パーソナリティ障害 narcissistic personality disorder からなり、解離、否認、分裂などの防衛機制および行動化を特徴とする。

C 群　回避性パーソナリティ障害 avoidant personality disorder、依存性パーソナリティ障害 dependent personality disorder、強迫性パーソナリティ障害 obsessive-compulsive personality disorder が属し、怠業などの間接的な反抗、社会的ひきこもり、心気傾向などがみられる。

これら A〜C 群の類型はシュナイダーの精神病質の類型と同様に、純粋な形

でみられることはむしろ稀である。

　犯罪・非行との関連で特に重要なのはＢ群であり，そのなかでも特に反社会性パーソナリティ障害が興味深い。他のパーソナリティ障害は多かれ少なかれ何らかの精神病理学的な特徴を有しているのに対し，反社会性パーソナリティ障害はもっぱらその反社会的行動のみで規定されている。換言すると，その個体自体には精神病理学的観点から明らかに異常と認められる所見はない。つまり，個体病理の次元ではなく，社会病理の次元でしか捉えられないということである。人格を構造と内容に分けると，前者ではなく，後者の問題であるということもできる。端的にいえば，彼らは自分の周囲の人間を敵であると認知し，自己保身のために攻撃・破壊行動を繰り返しているのである。

　これに対し，同じくＢ群に属する境界性パーソナリティ障害，演技性パーソナリティ障害，自己愛性パーソナリティ障害については，すでに述べたようにそれぞれ精神病理学的な所見がみられる。彼らにおける犯罪や非行は，精神分析的観点から症状と等価なものとしての行動化と捉えるのが妥当であろう。つまり，個体の素因として何らかの精神機能の不均衡や失調，あるいは自己統御能の不全があり，それらが成長発達の過程で助長され，ある社会状況のなかで顕在化したものと考えられる。先に述べた人格の二分法（構造と内容）に従えば，前者に問題があるといえる。また，素因として脆弱性を持った個体は社会不適応を起こしやすく，人間としての基本的な信頼関係を築きにくいという点においては，内容も障害されている確率も高い。逆に自己愛性や演技性傾向が武器となり，いわゆる芸能界など特殊な状況で過剰適応する場合もある。これらの類型は，「犯罪は遺伝である」とする犯罪生物学派の主張に合致し，社会的不適応を起こした場合には精神医学的な「治療」の対象になる可能性がある。

3. 事例と解説

事例15　反社会性パーソナリティ障害（25歳，男子）

　母親と幼児期に死別し，妹とともに父親に育てられた。父はアルコールを常用し，家ではいつも酔っ払っており，子どもにしばしば暴力をふるった。本人は幼いころから落ち着きがなく，集団になじめず友達がいなかった。幼稚園の器物を壊したり，自分より体の小さい子どもをいじめた。家庭では妹に暴力を

ふるい，お金を持ち出して遊ぶようになった。小学校低学年から万引を始め，高学年になるとゲームセンターに入り浸るようになった。中学になると学校を休みがちになり，喫煙・シンナーなどを始めた。遊ぶお金を入手するため，万引や恐喝をした。中学卒業後，暴走族に加入し，やがて暴力団の準構成員になった。10代後半に，覚せい剤乱用・恐喝・傷害で2度少年院送致された。20代になっても定職につかず，恐喝や窃盗を繰り返し，同棲した女性を脅して生活費を稼がせていた。24歳の時知り合った女性に暴行し警察に届けられたが，これを逆恨みして脅迫を繰り返し少年刑務所に入所した。

　少年院時代はどちらかといえば目立たない存在であったが，教官が機会をとらえて声をかけても表面的な反応に終始していた。院内の規則はきちんと守るが，周囲に心を開かず，大人を信頼しないという印象が強かった。同棲していた女性のことが話題になったことがあるが，罪悪感や同情を何も感じておらず，自分の道具であるかのように話していた。

解説　崩壊家庭で生育し，家庭内でのしつけや学校での義務教育もまともにされていない。母親は不在でネグレクトされ，アルコール中毒の父親からは身体的な虐待を受けている。生育史に関する情報収集が不十分だが，幼少時，落ち着きがなかったことから，ADHDに該当していた可能性は否定できない。小学校低学年から万引が始まっており，行為障害の小児期発症型の重症例に相当する。暴走族や暴力団など反社会的集団と親和し，反社会的な自己同一性を形成している。対人関係は暴力と支配を基調としており，対人不信が強く，自分の目的達成のためには相手を欺いたり，道具のように利用することも平気である。大人や社会に対する反感や敵意を抱いており，診察場面では表面的な応答に終始し，内面を語ることはない。

事例16　境界性パーソナリティ障害（18歳，女子）

　両親，姉，本人の4人家族。母親はヒステリック，父親は浮気を繰り返し，夫婦喧嘩は絶えなかったという。小学校低学年の時，母親からは「お前なんて生まれてこなければよかった」と言われ，とても傷ついたというエピソードがある。姉が母親からよく暴力を受けているのを見て，本人は背伸びしていい子としてふるまっていたらしい。姉からはしばしば暴力をふるわれたが，母親に言ってもとりあってもらえなかったという。中学3年生ころから夜遊びや不良交友が始まった。高校に進学するが，夏休み明けには喫煙で停学となり，以後は休みがちとなる。高校2年で中退し，アルバイトを転々とするが，対人トラ

ブルで長続きしなかった。異性関係が派手で，付き合っては別れるということを繰り返していた。このころ，不眠，不安，抑うつ感などあり，精神科クリニックを友人に勧められて受診している。そのうち風俗店で働きはじめ，当時の恋人に勧められ覚せい剤や大麻を使用するようになる。17歳の時，彼氏に浮気されて腹いせにリストカットをし，精神病院に1か月入院している。この時，「境界性パーソナリティ障害」と診断されている。その後，いくつかのクリニックを転々としているが，治療は継続せず，リストカットや過量服薬を何度か繰り返している。18歳の時，覚せい剤取締法違反で少年鑑別所入所となり，境界性パーソナリティ障害の疑いで医療少年院送致となる。

　鑑別所在所中，審判前は不安・焦燥感が強く，過呼吸発作やボールペンで腕に傷つけるなどの自傷行為がみられ，審判結果を聞いて一時動揺する。医療少年院に入院してからは自分の置かれた現実の状況を徐々に受け入れ始め，特に問題行動はみられなかった。診察時は礼儀正しく協力的で，はきはき応答し，日課にも積極的に参加してリーダーシップをとるなど，むしろ過剰適応気味であった。特に精神症状もみられず，投薬治療の必要性も認められなかったので，約1か月半ほどで女子少年院に移送となる。女子少年院入院後，半日も持たず不安定になり，全く集団日課に参加することなく，医療少年院に再入院となる。

　再入院時，不安，抑うつ感が強く，他罰的で女子少年院の教官や生徒に対する苦情をしきりに述べていた。数日のうちに落ち着きを取り戻し，集団生活も可能になった。面接の中で「（女子少年院は）厳しそうだったので嫌になり，病気に逃げ込んだ」と告白してからは比較的素直に内面を語るようになり，生活にも前向きに取り組むようになった。女子少年院について十分にオリエンテーションがなされ，心構えができたところで再び移送となったが，その後は女子少年院の生活に適応し，無事，矯正教育を終え，退院となった。

解説　対人関係，特に異性関係が不安定で，理想化とこき下ろしがみられ，別れ話が出るたびに，見捨てられ不安からリストカットや過量服薬を繰り返している。また，学校や仕事上の人間関係も不安定で，不登校，中退，転職などを繰り返し，さらに治療関係も継続せず，ドクターショッピングを繰り返している。また自己顕示性が強く，明るく陽気に振舞う一方，些細なことで落胆し，不安やイライラを募らせている。これらの特徴から境界性パーソナリティ障害の診断基準を満たしているといえるが，医療少年院に収容されてからはその病像は影を潜めており，無投薬で集団生活に適応している。矯正施設というハードおよびソフトともに強固な構造の中で，どんなにあがいても

逃げられないことを実感するとともに，公平で一貫した対応，適正な心理的距離，スタッフ間の密な連携と統制された指示系統などにより，巧みな言葉や大げさなパフォーマンスによる対人操作，自傷などの行動化による脅しが通用しないことを学習して逸脱行動が消去され，適応的な形で安定していったものと考えられる。

【補】 犯罪学の流れ

ここで，改めて，犯罪学研究の歴史を一度振り返ってみよう。

a. 犯罪学の対象

古くはギリシャ時代から思想家の間で犯罪の議論がなされ，また詩人も犯罪について深い洞察を示しているが，犯罪について系統的研究がなされるようになったのは比較的近年のことである。20世紀初頭，イタリアのガロファロは慈愛と正義の情操を欠き，時や場所によって変わらない犯罪を自然犯罪 delittonato と呼び，これを犯罪学の真の対象とみなそうとした。またイギリスの精神科医プリチャードの背徳症 moral insanity という概念もこれに類似したものである。彼は精神障害を知的障害と道徳的障害に分けた。背徳症とは後者に属し，自然な感情・性向・気分・習慣・道徳素質・衝動・活動力などの病的な倒錯のことであり，幻覚・妄想や知能低下を伴わないとされている。背徳症にあっては，現実の把握能力は保たれているが，自己統御能力に欠けるため社会規範から逸脱し，不適応を起こすと考えられている。

b. ロンブローゾと生来性犯罪者説

有名なイタリアの精神医学者ロンブローゾ（Lombroso）は体型説に基づいて，いわゆる「生来性犯罪者説」を唱えた。体型説とは，身体構造の差異に応じて行動のとりかたが違うという個体の生物学的差異を基本にした学説である。彼は監獄の犯罪者を対象に人類学的な計測・調査を行い，一定の身体的・精神的特徴を見いだした。犯罪者にみられる身体的特徴とは，頭部や顔面の大きさや形の異常，左右の非対称，毛髪の異常性，四肢の長さの異常や手指の奇形などである。これらの身体的特徴は類人猿に似た原始人の特徴と同様で退化を表しており，人類のいわば特別な一変種であるとしている。また精神的特徴としては，道徳感情の欠如，衝動性，懐疑性，病的虚栄心，自己中心性，特殊な能力の過大な発達や欠如による精神的不均衡などを挙げている。これらの身体的・精神的特徴は，変質徴候と呼ばれ，フランスのモレルやマニャンの変質論において主張されたものと同様である。犯罪者は遺伝的低格性，すなわち「先祖がえり」によって犯罪に至る

ように運命づけられているとされている。ロンブローゾの学説はのちに激しい批判や修正を受け，現在では古典的学説となっているが，このように犯罪の原因として個体の素質を重視する系譜は犯罪生物学として現在でも1つの流れとなっている。

c. 犯罪社会学派の流れ

一方，ロンブローゾの説の対極をなす犯罪社会学派の説は，時を同じくしてフランスで起こってきた。彼らは，社会生活におけるすべての現象を集団的にとらえ，統計学的な観点から「規範」を平均値・中間値・最頻値などで置き換えて考えている。実在しない，いわゆる平均人 homme moyen を想定しているのである。犯罪は必然的な現象であり，単なる「規範」からの逸脱・偏倚に過ぎない。つまり，犯罪は個々の現象ではなく，集団現象であって，その変動はその時々の社会的・経済的状態の関数であるとされる。したがって犯罪者は社会的・経済的環境の産物であり，資本主義機構の哀れな犠牲者とみなされる。

このような環境を重視する犯罪社会学派のなかには，非行や犯罪に親和的な文化は世代から世代へと受け継がれていくとする文化伝播理論，文化的に規定された目標とその目標を達成するための手段との調和的関係が破綻した無規範的状態が犯罪を引き起こす条件と考えるアノミー論，犯罪は犯罪文化との接触によって学習されるとする文化的接触論，文化葛藤における行動規範の衝突を非行や犯罪の原因と考える価値葛藤論などがある。その他，新たな潮流として社会からの逸脱者としての烙印押し stigmatization が逸脱行動に重大な影響を及ぼすと考えるラベリング理論や，犯罪を社会の支配的な立場にある人々と被支配的な立場にある人々との間の社会関係として捉えようとするニュークリミノロジー理論など多くの研究がなされている。

d. クレッチマーと体型説

ロンブローゾ以降，体型説を唱えた代表的な精神医学者としてドイツのチュービンゲン学派に属するクレッチマーが挙げられる。彼は人間の体型と気質の関係から三大気質を見いだした。肥満型，細長型，闘士型の体型が，それぞれ循環気質，分裂気質，てんかん気質に対応している。肥満型の人は，皮膚は柔らかく，脂肪の沈着が豊富で身体が丸みを帯び，肋骨弓は緩やかで腰部が発達しており，頸部は太く短く，四肢は体幹に比べて割合に短い。細長型の人は，皮膚は蒼白色で乾燥しており，骨組織は繊細で胸郭は狭く薄く，肋骨弓は急傾斜し，頸部は細く，四肢は体幹に比べて割合に長い。闘士型の人は，皮膚は光沢を帯び緊張して

おり，骨組織は頑強で筋肉の発達がよく，胸郭は広く厚い．一方，循環気質の人の気分は爽快と悲哀との間を波動的に揺れ動き，しかもその動きは自然で外的な状況や刺激に相関している．その社会態度は外向的，実際的，物質的，活動的，社交的，協調的，謙遜的などという言葉で形容できる．分裂気質の人は過敏と鈍感との間を唐突，飛躍的に動き，その動きは不自然で，反応は状況や刺激にそぐわない．社会的態度は内気，はにかみ，閉鎖的，疑惑的，冷淡，理想家的などという言葉で形容できる．てんかん気質の人は粘着性と爆発性の間を動き，その動きは遅く，緩慢かつ鈍重である．社会的態度は丁寧，几帳面，義理堅く，信心深く，頑固，執拗なところがある．

なお，彼の臨床的知見によれば，犯罪者のなかには一般に闘士型が多く，肥満型が少ないこと，細長型には小窃盗，詐欺，ときには重大犯罪を起こす者が多いという．また，発育不全型は風俗犯に陥りやすい傾向があるという．のちに米国のシェルドンは，それぞれ肥満型，闘士型，細長型に対応する内胚葉型，中胚葉型，外胚葉型なる気質の分類を提唱し，グリュック夫妻はこれを非行少年に適用したが，おおむねクレッチマーの結果と一致した所見を得ている．

e. 心理学的アプローチ

心理学者アイゼンクは，体型説とは異なり，ワトソン流の条件づけ理論を土台として犯罪学理論を展開した．彼によると一般に良心は，非行や犯罪といった社会的に禁止されている行動を行った時に生じる不安・恐怖反応から形成されているという．彼は人格を条件づけの困難な者と容易な者に分け，それぞれ外向型，内向型と命名した．外向型のうち自律神経系の活動レベルが高く，情動過多な者が犯罪を起こしやすいという．発達心理学の立場からは，ピアジェの理論を発展させたコールバーグが道徳性の発達段階について普遍的構造が見られると説いている．彼の問いは，「なぜ人は犯罪に陥るのか」ではなく，「なぜ人は犯罪に陥らないでいられるのか」であり，社会化 socialization という概念に焦点が当てられている．その他，非行や犯罪の原因として知能の欠陥を主張した先駆者として米国のゴダードが挙げられる．

f. 分子遺伝学的アプローチ

近年，分子遺伝学の発達により染色体異常が発見されるに至って，犯罪との関係が注目されるようになった．特に XYY 型なる性染色体異常を有する個体と攻撃的犯罪との関連が注目されたが，実証的な裏づけは十分ではない．イギリスのゴールドンは双生児研究により，犯罪の原因として遺伝素質と環境がいかなる役

割を担っているかを明らかにした。これまで世界でなされたいくつかの研究によると，一卵性双生児における犯罪の一致率はほぼ2/3であるのに対し，二卵性双生児においては1/3以下である。素質の等しい双生児は両方ともに犯罪に陥る可能性が高いが，必ずしも一致するわけではない。ここに環境の影響がみられる。幼児期に何らかの理由で親の手から引き離され，他人に育てられたほうが犯罪に陥り，親許に残ったほうが犯罪から免れている例が大半であることからみると，道徳的情操の発達には親，ことに母親の情愛を享受することが重要であるといえる。

g. ハイデルベルグ学派の分類

　精神医学的な診断に基づく分類で重要な意義を有するのは，ドイツのハイデルベルク学派に属するシュナイダーの分類である。彼は精神障害を精神病，精神薄弱，精神病質の3つに分け，精神病質を「異常人格であって，その異常性のために社会が悩まされるか，あるいは自分自身が悩むもの」と定義した。異常人格とは精神病質の上位概念であって，人格の正常からの変異・逸脱であり，価値判断は含まれていない。したがって，このなかには犯罪者ばかりでなく，天才や聖人も含まれる。彼の精神病質人格の類型は臨床経験の集積から帰納された無体型的類型で，次の10種から構成されている。

①　発揚性
②　抑うつ性
③　自信欠乏性
④　狂信性
⑤　自己顕示性
⑥　気分易変性
⑦　爆発性
⑧　無情性
⑨　意志薄弱性
⑩　無力性

　臨床的には，上記の類型は純粋な形でみられることは少なく，むしろいくつかの類型が合併してみられることが多い。例えば無情性が爆発性と結びつき残酷な暴力犯罪を招いたり，自己顕示性・気分易変性の人格が詐欺を行ったり，発揚性・意志薄弱性の人格が万引や無銭飲食などの軽犯罪を繰り返したりすることがある。これとは反対に，抑うつ性，自信欠乏性，無力性などの人格は比較的犯罪と

は縁が少ない。

　グルーレは，シュナイダーと同時代のハイデルベルク学派の代表者の1人であり，「精神医学における科学的良心」ともいわれ，犯行の動機によって犯罪者を次のように分類した。
　① 傾向からの犯罪者
　② 薄弱からの犯罪者
　③ 熱情からの犯罪者
　④ 名誉と確信からの犯罪者
　⑤ 困窮からの犯罪者

「傾向からの犯罪者」においては，遵法性そのものが内在化されておらず，本質的に犯罪に対する抑止力が欠けている。これは能動性人格と受動性人格の2つに分かれ，前者は職業的窃盗などの類で犯罪を本来の職業としており，後者は自ら進んで犯罪を求めるわけではないが，状況によっては躊躇なく犯罪を行う。

「薄弱からの犯罪者」は前群と同様に多くは著明な累犯者であるが，自らは犯罪を肯定しておらず，そのつど犯罪の反復を遺憾に思い，自己の弱点を訴える。小窃盗，薬物依存，売春婦などに多くみられ，シュナイダーの意志薄弱性と関係が深い。

「熱情からの犯罪者」は強い感情や欲動からの性犯罪，異常な嫉妬による情人殺し，憤怒による暴力犯罪などがこれに当たる。これらはシュナイダーの気分易変性や爆発性人格と関連が深く，アルコールや薬物が絡むことが多い。

「名誉と確信からの犯罪者」は比較的単一な集団であって主として政治犯からなっており，シュナイダーの狂信性や自己顕示性などが見られることがある。

「困窮からの犯罪者」の多くは機会犯であるが，社会が豊かになり，福祉制度などが発達した現代社会ではほとんどみられなくなっている。

　同じくハイデルベルク学派のアシャッフェンブルグは犯行様式によって犯罪者の類型を次の7種類に分類した。
　① 偶発犯
　② 激情犯
　③ 機会犯
　④ 予謀犯
　⑤ 累犯
　⑥ 慣習犯

⑦ 職業犯

　偶発犯は過失によって法を犯した場合で犯意が認められない者であり，激情犯は瞬間的な情緒の爆発によって犯罪に陥った者であり，機会犯は刹那の誘惑に駆られて犯罪に陥った者である。これら三者と異なり，予謀犯は計画性があり，明らかな犯意が認められる。また，犯罪を繰り返す者が累犯であり，その結果，犯罪が習慣となった者は慣習犯と呼ぶ。職業犯はギャングなどあたかも犯罪を職業とする者である。この分類は実用性に優れ，現代でも広く使われている。

B. 衝動制御の障害，性嗜好異常その他

1. 概念と診断基準

　ここでは衝動制御の障害である間欠性爆発性障害，放火癖，窃盗癖，病的賭博と性的異常である性嗜好異常，性同一性障害などを扱う。前者は性行動以外の衝動的，嗜癖的な逸脱行動に関連した診断グループであり，後者は性行動に限局した障害である。診断基準は DSM-Ⅳ に準拠している。

2. 衝動制御の障害と非行・犯罪

　間欠性爆発性障害は暴力犯と結びつきやすく，放火癖，窃盗癖はそれぞれ放火，窃盗それ自体が犯罪であり，病的賭博は財産犯と関連が深い。これらの障害における逸脱行動は反復・持続しているが，それぞれテーマや時間・空間的な領域が限定されているという点，その他の生活・行動上の異常は認められないという点において行為障害やパーソナリティ障害には該当しない。

　性嗜好異常は，露出狂，窃視症，窃触症，フェティシズム，小児性愛，性的サディズム，性的マゾヒズム，服装倒錯的フェティシズムなどを含んでおり，性犯罪に結びつきやすい。露出狂は公然猥褻，窃視症や窃触症は痴漢として検挙されることが多く，フェティシズムは下着泥棒などと関連が深い。また，小児性愛の一部は強制猥褻や強姦などの凶悪犯罪に至ることがあり，性的サディズムから強姦や快楽殺人に及ぶことがある。個々の事例を検討してみると，性嗜好異常は精神発達遅滞，反社会性パーソナリティ障害，自己愛性パーソナリティ障害，妄想性パーソナリティ障害などを合併している場合に重大犯罪に結びつく可能性が高くなると考えられる。

3. 事例と解説

事例17　放火癖および窃盗癖（18歳，男子）

　両親，姉，本人の4人家族。両親は共働きで比較的裕福な家庭に育つ。幼稚園のころから物が燃えるのを見るのが好きだったという。小学校時代，成績は優秀で手のかからない子供であったが，友だちはおらず，1人でいることが多かった。家族によると普段はおとなしいが，音に対しては過敏で，「耳障りな音がする」と腹を立てることもあったという。中学時代も成績は上位であり，真面目な，おとなしい生徒で，目立たなかった。一応，運動部に所属していたが，いわゆる「アニメおたく」で，少女漫画のキャラクターを創作したり，SF小説を書いたりするのが趣味であった。高校に進学し，寮生活を始めてから隣室者の騒音で不眠となり，生活リズムが乱れ，成績も低下して悶々としていた。高校2年の春，騒音から逃れるため，夜中に寮を抜け出して巷を徘徊するようになったが，思いつきでゴミ箱にライターで火をつけたのを皮切りに放火を繰り返し，18歳で逮捕され，精神障害の疑いで医療少年院送致になるまで放火は20回以上に及んでいる。

解説　本人は放火の動機を「ストレスがたまりムシャクシャすると放火したくなる。火を見るとスカッとするから」と述べ，人のいない建物や物置などを対象に意図的・計画的に犯行を繰り返している。また，放火と並行して万引を何百回も繰り返していたが，犯行はすべて単独で遂行されている。経済的には親から十分な仕送りがあり，特に浪費癖もないため，寮生活をするのに困っていたわけではないので，万引の動機は生活苦や遊び金欲しさなどの営利目的とは考えられない。本人の供述によると，万引の動機は放火と類似しており，「スカッとするからやった。癖になってやめられなくなった」とのことである。これらの放火と窃盗を除けば，いわゆる非行性はまったく認められず，少年院での生活態度は一貫して模範的で一度も規則違反はみられなかった。

　診察所見としては，特に陽性症状がみられなかったため，鑑別診断として統合失調症スペクトラム（統合失調質パーソナリティ障害，単純型統合失調症など）が疑われたが，多少疎通性が乏しいものの，無為，自閉，感情鈍麻などの陰性症状は認められなかった。また，社会的孤立傾向，感情表出の乏しさ，強迫的なこだわりなどから自閉症スペクトラム（自閉性障害，アスペルガー障害など）も疑われたが，それらの操作的診断基準を満たすには不十分であった。以上のことから，操作的診断基準では放火癖および窃盗癖に該当する。

事例18　間欠性爆発性障害（17歳，男子）

両親，姉，本人の4人家族。父親はてんかんで服薬治療を続けている。気分のむらがあり，些細なことで激怒し，妻子に対して暴力をふるうことがあったらしい。また夫婦間の不和に加え，4歳年上の姉が生まれたばかりの本人に嫉妬し暴力をふるうことがあったため，両親は協議離婚している。姉は母親，本人は父親に引き取られる。その後，父親は子連れ同士で再婚するが，継母には差別され，暴力をふるわれたという。

小学校時代は落ち着きがなく，成績もあまり芳しくなかった。体は小さいほうで，小学校5年生ごろからいじめられるようになったという。小学校6年生になると，いじめられるだけでなく，本人もやり返すようになり，いさかいが絶えなかった。中学校2年生ごろから怠学が目立ち始め，教師への暴力や器物損壊などの粗暴行為が散見されるようになる。中学3年生の時，教師に対する暴力を繰り返すため，少年院に第1回入所となる。入所中も些細なことで職員や他の入所者に腹を立て，衝動的・短絡的な暴力行為に及んでいる。いったん興奮すると手がつけられなくなり，しばらく時間が経つと悪びれることなく，けろっとしていることが多かった。退所後，無為徒食の生活を続け，有機溶剤や覚せい剤を乱用していたらしい。16歳の時，再び暴力事件を起こし，逮捕される。警察拘留中，感情が不安定で，徘徊，大声，独語がみられ，精神障害が疑われて医療少年院送致となる。

入院時，大人や社会に対する反発が強く，自己をあまり語らなかった。要素性幻覚や被注察感を訴え，感情が不安定で易刺激性が高く，職員に対する被害関係妄想なども出現したため，少量の抗精神病薬および気分安定薬が処方された。幻覚・妄想などは徐々におさまったが，些細なことで他の少年に殴りかかったり，手拳でガラスを割るといった衝動的暴力については，頻度は減ったものの，入院中何度も繰り返された。

解説　中学入学後に始まった衝動的暴力の繰り返しで，診断的には薬物乱用後遺症および間欠性爆発性障害に該当する。ただし，脳波が境界領域であり，てんかん素因の関与が疑われる。また，被虐待歴も情緒発達に影響を与えた可能性は否めない。間欠性爆発性障害が，その後の薬物乱用によって誇張・戯画化され，遷延しているものと考えられる。

Ⅰ．心因性精神障害　49

事例19　性同一性障害（17歳，女子）

　両親は不和であり，本人が小学校2年生の時に，父親は別居となり，母親，弟と3人で生活していた。幼少時，両親からかなりひどい虐待を受けていたらしい。幼稚園のころから負けん気が強く，何かにつけ争うことが多かったため，周囲になじめず，孤立しがちであった。小学校に入ってからも「生意気」といじめられ，また，本人も弱い者をいじめることがあったという。小学校6年生の時，家庭でも学校でも居場所がなく「生まれてこなければよかった」と自殺を考えたという。中学校に入学してからも他の生徒とのいさかいが絶えず，本人によれば「迫害されまくっていた」，「自分は弱いから悪い。男性のように強くなれば，いじめられない」と思っていたという。中学1年の春ごろから，不登校と自傷が始まり，リストカットはこれまで100回以上繰り返している。普通科高校に進学するが，周囲とうまくいかず，再び不登校となる。自傷行為が激化し，母親や弟に対する家庭内暴力や家出も始まる。このころ，女性らしい服装，仕草，言葉使いなど対する嫌悪感がさらに強くなり，男性らしく強くなりたいと意識し始め，男子生徒の多い工業高校に転校する。前の高校よりはなじみやすかったが，家庭の経済的事情から中退し，住み込みで働くようになる。男性化願望がさらに強くなり，ホルモン治療を始め，ボクシングジムにも通って体を鍛えはじめる。職場で対人トラブルを起こし，母親も同居を拒否したため自立援助施設に入所する。ここでも対人関係がうまくいかず，傷害事件を起こして「性同一性障害」の診断で医療少年院送致となる。

　入院時，①男性になりたいという強い願望，②自分の生物学的性に対する嫌悪感や拒絶感，③スカート，女性用下着など女性の服装，および女性らしい仕草や言葉使いに対する拒絶，④ホルモン治療，ボクシングによる肉体の鍛錬など男性になるための努力，などの所見がみられることから性同一性障害と診断された。また，特に訴えはなかったが，緊張が強く，猜疑的・警戒的で，対人認知の歪み，被害関係念慮，社会や人間に対する不信感，低い自己価値感情が認められた。狭義の精神障害には該当せず，薬物治療は本人が拒否していたため，治療はカウンセリングを主体とし，テーマとしては混乱している「自己同一性」を扱った。治療経過中，家族に虐待されていたこと，学校でいじめられていたことなどを言語化するなかで，不全感や不適応感が強く，男女差別に異常にこだわっていることを自覚するようになっている。また，生活・行動

面では，女性教官の指導のもとに同世代の女子集団のなかで相互作用をしていくうちに，徐々に女性らしさに対する拒絶感が薄れ，男性化願望も目立たなくなっている。

解説 医療少年院入院時，操作的診断基準では性同一性障害に該当している。「男らしく強くなりたい」という男性化願望は，本人の性格傾向や生活歴から了解可能であり，その願望が治療・教育によって薄れていったことから，いわば代償性の性同一性障害であると考えられる。一般的に性同一性障害の治療は，生物学的性 sexuality と社会・心理的性 gender の離反によって生じる本人の悩みや社会的不適応を取り除くことであるとされているが，このケースの場合，女性であることの劣等感が解消されることによって，本来の生物学的な性に戻る方向に治療は進展している。

事例20　フェティシズム（17歳，男子）

両親，本人，弟，妹の5人家族。弟，妹はともに知的障害児である。幼少時は特記すべきことなし。小学校3年生の時，近所の洋品店から女性下着を窃んだのを皮切りに，下着窃盗を繰り返すようになる。このため，児童相談所に係属し，小学校6年の時に精神科クリニック受診を勧められる。同クリニックでADHDと診断され，通院治療していたが，下着窃盗はおさまらず，中学1年の10月から1年半，児童自立支援施設に入所する。退所後も下着窃盗が続いたため，中学3年の時に逮捕され，医療少年院に第1回入院となる。退院後，精神科外来通院治療をしていたが，再び下着窃盗が始まり，17歳で医療少年院第2回入院となる。

医療少年院入院中，ストレス耐性の低さ，対人関係のごく軽度の障害が見られたが，広汎性発達障害の診断基準は満たさず，またADHDの症状も見られなかった。また，投薬はまったく行っておらず，集団生活に適応していたため，一般少年院に移送となる。

解説 狭義の精神障害には該当せず，薬物治療はまったく行っていない。他の非行はなく，女性の下着窃盗のみを繰り返したケースである。性体験はなく，窃んだ女性の下着は自慰目的で使われている。女性の下着に異常な執着があり，フェティシズムと診断される。フェティシズムを除くと，社会的態度は比較的健全であり，規範意識も保たれている。なお，診断的には生活歴の情報が不十分であるため，発達障害の可能性も否定できない。

4. 診断と治療・教育

a. 診断

　事例17～20の診断名は，操作的診断基準に準拠しており，その診断基準の主な項目は問題行動あるいは逸脱行動のレパートリーから成り立っている。間欠性爆発性障害は対人暴力や器物損壊などの粗暴行為と，性嗜好異常は幼児わいせつや強姦などの性犯罪と結びつきやすく，放火癖や窃盗癖などは非行・犯罪と直結している。したがって非行・犯罪という形で顕在化することが稀ではなく，矯正施設でしばしば遭遇する。逆に一般の病院臨床ではむしろ稀であり，仮に患者本人が自発的に受診し，事例化したとしても治療的合意が得られ，継続的に治療の軌道に乗ることはあまりない。特に性嗜好異常は，社会・文化的な抑圧により性行動について表立って語られることが依然としてタブー視されているため，患者自身が悩んでいたとしても隠蔽されていることが多い。たとえば初診時に掲げられる主訴は不安，抑うつ感，対人恐怖などであり，治療者側が意図的に扱わなければ性嗜好異常は隠蔽されたまま取り残されることになる。しかし患者は性行動について語ることに抵抗を示すこともあり，診断に重きを置き過ぎると治療関係に支障が生ずる場合もある。したがって触法性が高い場合を除いて性嗜好異常は慎重に扱うべきであろう。

　ケースによっては積極的な介入をしなくても治療が進展するにつれて性嗜好異常が明らかになることがある。多くの場合，性行動以外の領域における社会適応性は比較的保たれており，患者は二面性を使い分けている。この二面性が破綻し，性犯罪に結びつくのは一部であると思われるが，暗数が多く，実態は把握し難い。ちなみに小児性愛などによる性犯罪者は，性欲の対象から隔絶された矯正施設内で問題を起こすことは稀であり，模範囚であることが多い。

b. 治療・教育

　間欠性爆発性障害については何らかの生物学的脆弱性が想定されているが，その原因は不明であり，現在のところ対症療法に終始せざるを得ない。脳波異常が認められなくても，臨床的な観察から周期性の不機嫌状態や粘着・爆発など，てんかん性素因が疑われる場合にはカルバマゼピン（テグレトール®）やバルプロ酸ナトリウム（デパケン®）など抗てんかん薬が有効なことがある。また不眠，運動不足，過労，薬物乱用など生体のリズムに悪影響を与える増悪因子の除去は不可欠である。

放火癖，窃盗癖については狭義の医療の対象ではなく，矯正教育の対象であると考えられるが，純粋な症例は稀であり，臨床的知見の蓄積に乏しい。患者本人が自分の悪癖について自覚し，やめようと悩んでいる場合には強迫神経症の治療に準ずる精神療法の可能性が残されている。

　性嗜好異常については，診断は比較的容易であるが，治療は極めて困難である。性同一性障害については，精神神経学会のガイドラインにより治療の見通しを立てることができる。そこでポイントとなるのは本人への診断の告知と治療同意の確認である。他の性嗜好異常，例えば小児性愛やフェティシズムなどは性犯罪として事例化し，矯正施設の中で初めて診断されることが多い。しばしば患者自身に性的な被虐待歴が認められる。この場合，正常な性的発達が阻害され，性的欲動の方向が歪み，誤った対象に固着していると考えられる。このように代償性の性嗜好異常でかつイメージの連合が強固でない場合は，精神療法のなかで患者のコンプレックスを解消していくことにより正常な方向への性的発達を促すことができる。誤った対象への固着が不可逆な場合，または本態性の性嗜好異常についての治療は困難である。生物学的レベルでは性欲そのものを減退させるホルモン療法は有効であるが，それはいわば化学的去勢 chemical castration であり，実施するにあたっては性同一性障害における性転換手術より以上に慎重な手続きが必要であろう。

　その他，薬物療法的には欧米の報告で選択的セロトニン再取り込み阻害薬（SSRI）が動物実験やヒトの臨床的知見から性衝動を抑制し，性犯罪者の治療に有効とされているが，わが国でSSRIがこの分野で使用されたという報告はない。

　心理・社会的レベルではフロイトの分析理論でいう性欲の昇華 sublimation，つまりスポーツ，芸術，学問など社会的に是認される領域でのエネルギーの発散は好ましい解決法であるが，長期にわたる全人格的な働きかけが不可欠であり，一朝一夕になされるものではない。昨今ようやく性犯罪者の再犯が世間の耳目を集め，矯正施設における性嗜好異常の治療・教育のための有識者によるプロジェクトが立ち上げられたところである。

C. 神経症性障害と適応障害

1. 概念

　神経症は，破局的でないストレス状況において一部の神経症的防衛規制が一過性に作動したものであり，器質的病変を伴わない機能性疾患であるとされている。通常，現実吟味力は保たれており，ある程度病識も伴っている。神経症はフロイトの精神分析理論に基づき，顕在化した主な症状によって分類されており，強迫神経症，不安神経症，抑うつ神経症，ヒステリー神経症など，それぞれ1つの疾患単位とされていた。ちなみに操作的診断基準であるDSM-IVやICD-10では神経症 neurosis という用語は削除されたが，神経症的 neurotic という用語は依然として使用されている。神経症の症状選択は，状況側の特性よりも，むしろ人格側の特性を反映しており，いくつかの防衛規制が同時に作動することがある。しかし，症状が長期に及んで固定化した場合，性格神経症と呼ばれ，パーソナリティ障害との異同が議論になることがある。また，シュナイダーの精神病質の定義は「自ら悩むか，社会を悩ませる者」であり，そのなかに神経症も含まれている。

　適応障害は，状況因と人格因のミスマッチングとされており，どちらの原因も決定的ではなく，症状も不明確で，不適応に陥っている状態である。したがって環境条件の調整により比較的速やかに改善する。いいかえると，どのような環境条件でも不適応を起こす場合は，パーソナリティ障害または性格神経症と診断されることになり，誰でも反応を起こすような極限的ストレス状況での発症はASD（acute stress disorder：急性ストレス障害）やPTSDに該当する。少年院での生活は特殊な拘禁状況であるといえるが，大半の非行少年は神経症レベルの症状を呈することが多少あっても，それなりに適応している。したがって，矯正施設収容中の非行少年をあえて適応障害と診断することは稀である。

2. 神経症性障害と非行・犯罪

　一般に人はストレス状況に置かれた時，心理的葛藤状態に陥り，神経症的防衛規制が作動し，症状を産出する。精神分析理論によると，人格と状況の相互作用から生じた歪みは，超自我の抑圧により，心理的布置に影響を与え，神経症的葛藤状態を生み出す。行動化 acting out の概念を広くとると，超自我の抑圧が不十

分で，リストカット，大量服薬，暴力行為などに及ぶことをさしている。したがって，通常，神経症性障害と非行・犯罪は背反事象である。逆にいうと，犯罪者や非行少年に神経症的葛藤がみられたならば，それは良心の呵責であり，精神療法や贖罪教育に導入する端緒になり得る。この意味で矯正治療は規範の内在化または超自我の形成を促すことであるといえる。

3. 事例と解説

事例21 強迫性障害（16歳，女子）

　母親は未婚で患者を出産している。実父は暴力団と付き合いがあったらしいが，患者に実父の記憶はない。母親も覚せい剤使用歴がある。母親によれば，幼少期の患者は「学校の成績は中ぐらい，友達も多く，明るい子どもだった」というが，小学1年時には既に手洗いやドアの開け閉めの繰り返しといった強迫症状を呈している。そして小学4年時，内縁の夫と母親の同居を機に，不登校となり，強迫症状も増悪する。患者は母の内夫をかたくなに拒絶し，同じトイレを使おうとしないため自室で空き缶に尿をし，部屋は汚れ放題であったという。ちなみに内夫は暴力団組員で前科がある。問題行動は中学に進学したのち一層エスカレートし，慢性的な不登校，不良交友，教師への暴力，度重なる自傷・自殺企図，万引などへと発展する。このころ精神科通院していた母親に対して処方された睡眠薬を患者が乱用するようになる。そして中学3年時，母親と不仲になった内夫が異父弟とともに家を出てから，母親に対する患者の暴力は一層激化していった。母親に対する暴行・傷害が本件非行であったが，患者本人にも強迫神経症による精神科受診歴があり，睡眠薬に対する乱用・依存が認められたため，医療少年院送致となる。母親に対する暴行は激しいもので，母親は全治3週間の外傷を負っている。こうした家庭内での母親に対する暴力は以前からたびたび繰り返されてきたものであった。

　鑑別所入所時，常用していた睡眠薬の退薬症状としての興奮状態にあり，メジャートランキライザーを処方される。医療少年院入院時には興奮はおさまっていたが，不安・焦燥感強く，相変わらず薬物依存傾向あり，自分勝手に薬を要求する反面，治療者の処方した薬は拒否するなど治療関係も不安定であった。また，何度も服を着たり脱いだりするなどの強迫症状や，器物破損や対人暴力などの衝動行為があり，何度か保護室に収容されている。薬物療法，精神

療法ならびに教育部門による手厚い個別処遇により，これらの行動症状は徐々に改善していった。一時期，定時に薬をきちんと服用して落ち着いており，集団生活に適応していたが，対人暴力をきっかけに個別処遇となった。このころから再び強迫症状が悪化し，何度もトイレに行ったり，何度も同じ文言を言い直したりするようになる。ただし，機嫌がよく，リラックスしている時には，犬と遊んだり，親しくなったスタッフと穏やかな表情で自然な会話をすることが可能であった。

解説　強迫性障害に薬物依存が合併したケースである。崩壊家庭であり，まともなしつけを受けていない。小学校4年生ごろから学校教育からもドロップアウトしているため，規範意識や社会的なスキルが欠如している。さらに，実父，実母，内夫ともに暴力団関係者であり，非行文化に感染しやすい素地がある。また，知能は境界領域であり，精神療法の効果はあまり望めなかった。強迫症状は長期にわたる拘禁が影響し，悪化しているものと思われたので，矯正教育がある程度進んだ段階で拘禁を解除し，社会内処遇に移行する措置をとった。

　なお，診断的には，発達史上，段差があり，能力低下が認められることと，強迫症状が非定型的であることや，それらの行動症状が抗精神病薬によりおさまっていることから，統合失調症の可能性も否定できない。

事例22　解離性障害（16歳，男子）

　実父母，兄，本人の4人家族。小児喘息あり，小学校3年生の時に1週間入院している。中学校3年の1学期までは進学塾に通いながらもサッカー中心の生活だった。クラブをやめた夏休みごろから不良交友が始まり，塾もさぼるようになる。このころから，家財持ち出し，万引，喧嘩，無免許運転など非行に走る。中学卒業後，かろうじて高校に進学するが，まもなく集団暴行事件を起こして少年院送致となる。少年院に入院して3日後，発熱，咽頭痛，意識障害あり，髄膜炎の疑いで外部病院に搬送される。脳の器質障害はなく，診断は急性上気道炎とのことで1週間目に退院となり，少年院に戻される。少年院に戻った翌日，「病院で目を覚ました時から自分の名前や年齢がわからない。字も読めないし書けない」などの訴えがあり，混乱しており，精神科を受診する。その後，自分の頭を壁にぶつけたり，机やタンスを殴るなど言動がまとまらず，医療少年院に転院となる。

　医療少年院入院時の診察で，「自分の名前や年齢がわからない。事件のこと

も憶えていない」などと無表情でたどたどしく語っていたが，認知機能に問題はなく，現実見当識は保たれていた。治療者が脳の器質障害はないこと，健忘は現実逃避であり，心の弱さからきている可能性があることを指摘し，医療少年院に来たからといって疾病利得はなく，むしろ退院が延びることを説明すると，翌日には「全部思い出しました」と申し出があり，解離症状はすべて消失した。その後も，日常生活は問題なく，投薬治療の必要性も認めなかったため，1か月後，少年院に戻される。少年院での再発はなく，矯正教育を受けて半年後，無事退院の運びとなる

解説 　診断的には主症状は健忘で解離性障害としたが，退行しており，拘禁性認知症にも該当する。また，詐病的な要素を否定することはできない。解離性障害は拘禁という特殊な状況下で稀ならず起こる生体防衛反応の1つであり，「疾病利得を狙った無意識的な症状の産出や模倣」であると考えられる。これに対して詐病は，いわば「医療現場における詐欺行為」であり，狭義の精神疾患でないが臨床的に関与せざるを得ない病態である。このケースはいわゆる挫折型非行に該当し，本来の自我は比較的健全で規範意識も保たれているため，現実に直面化させる短期精神療法が奏効した例であろう。ちなみに薬物療法としては，一時的にごく少量の睡眠薬を処方した程度である。

4．診断と治療・教育

　一般的に拘禁状況で強迫症状は増悪する。この現象は自由が剥奪された狭い空間の中で監視され，規律・規範に拘束されることに対する反動であると解釈できる。しばしば不潔恐怖や洗浄強迫などがみられるが，たいていは一過性で少年院生活に適応するにつれ，目立たなくなり背景に退いていく。強迫性障害のほとんどは少年院に収容される前にすでに診断がついているが，収容後に症状が拘禁着色されて増強し，生活上支障をきたすことがある。処遇上しばしば問題となるのは強迫症状そのものよりも，むしろ，それに派生する衝動行為である。非行少年の多くは被虐待歴があり，暴力的コミュニケーションを継承しているため，強迫的儀式により隠蔽されていた不安や攻撃性が顕在化して，自傷，器物損壊，対人暴力など粗暴行為に結びつくことがある。被虐待歴が顕著な場合の治療はPTSDの治療に準じ，二次的に強迫症状は緩和される。

　過呼吸症候群，健忘，失声，失神などのヒステリー症状（または解離症状）は稀ならずみられる。喘息，心疾患，てんかん，薬物乱用後遺症などとの鑑別診断

が重要である。器質的な障害が除外されたところで，精神病理学的なアセスメントが必要となる。ヤスパースがいうように，見かけ Schein と本質 Sein を離解させ，そのことによって疾病利得を得ようとするのがヒステリーの特徴であることから，面接場面での患者の言葉による症状の説明と，実際に症状が出現した時の客観的観察を照合し，症状を解釈することが診断のプロセスであり，かつ治療的な意味をもつことになる。

しばしば治療者の落ちる陥穽は，患者の気持ちを受容しようとするあまり，患者の言葉を鵜呑みにして病者に仕立て上げる，ストーリーメイキング story making に参加してしまうことである。このようなヒステリー者に対する誤った対応は，解離症状を煽り，固定化させたり，悪性の退行を引き起こしたり，行動化を誘発してしまうことになる。例えば鑑別所で何度もガラスを割ったり，物を壊し，「暴れる時には別の人格が現れる。よく憶えていない」と訴え，「多重人格」の疑いで医療少年院に送致される少年がいたとしても，対応の仕方によって問題行動は速やかに影を潜めることがある。この場合，診断の曖昧さや不確かさ，ならびに「多重人格」というレトリックを用いた治療者と患者の意味の共有が医原性 iatrogenic に症状を産出していたと考えられる。これまで医療少年院では，ある患者に一過性・断片的な解離症状が認められることはあっても，複数の社会的機能・役割を持った交代人格が確認されたケースは皆無である。

不安や抑うつ感は矯正施設ではあまねくみられる症状である。不安は希望の裏返しであり，抑うつ感は後悔や罪悪感につながり，贖罪教育の鍵となる可能性を秘めている。したがって極度の不安からパニックアタックや拘禁爆発に至ったり，重度の抑うつ感から昏迷や自殺企図に及ぶ場合を除いて，特に矯正施設の中では対症療法的な薬物投与は控えめにするのが原則である。このような神経症的な葛藤が精神療法のなかで言語化され，構造化される過程で贖罪意識が覚醒し，規範が内在化されると考えられる。

D. 摂食障害

1. 概念

摂食障害は食事をとることに関連する障害の総称である[1, 2]。神経性無食欲症 anorexia nervosa と神経性大食症 bulimia nervosa に大別される。

神経性無食欲症は，やせたいという願望と肥満恐怖を持つ。標準的な体重より明らかに少ないにもかかわらず，自分はまだ太っていると感じる（ボディイメージの障害）。青年期の女性に多く，男女比は約1：10である。女性では内分泌系の異常と体脂肪の低下のため無月経になる。患者の多くは極端にやせているにもかかわらず活動的で，自分が病気であるという認識をもっていない。DSM-Ⅳでは低体重の基準は標準体重より15％以下，ICD-10ではBMI 17.5以下とされている。神経性無食欲症は，食事を制限することによって低体重を維持する制限型と，過食と嘔吐を繰り返すことで低体重を維持するむちゃ食い・排出型に分けられる。

神経性無食欲症の成因については，遺伝的体質的な要因を重視する立場から，親子関係など心理社会的な要因を重視するものまである。一般的には，軽い気持ちでダイエットを始め低体重を維持するうち，ボディイメージの障害が生じて本格的に発症することが多いようである。この際，強迫的な性格傾向や家族関係な

標準体重

摂食障害の診断，特に神経性無食欲症の診断基準に低体重がある。摂食障害かどうかは体重だけで決まるわけではないが，標準体重との比較が重要であることに変わりはない。身長に対して標準的な体重の計算には，次の2つの基準が用いられる。

標準体重

身長	標準体重(kg)
160 cm 以上	（身長 − 100）× 0.9
160 〜 150 cm	50 +（身長 − 150）× 0.4
150 cm 以下	身長 − 100

BMI（body mass index）
体重 kg／身長 m^2

本書では，標準体重を用いて記述している。ただし，現在のわが国でこの標準体重をそのまま適用するのは難しいようである。例えば，身長160cmの人の標準体重は54kgになるが，この数字は女性一般にとって高すぎるようである。通常，標準体重より10％ほど少ない48〜50kg程度が若い女性一般にとっての「標準体重」だという印象がある。神経性無食欲症の患者の目標体重も，これに応じて低めに設定するのが現実的なようである。

どが病状の固定化に影響すると考えられている。低体重・低栄養が大脳の機能低下を引き起こし，認知の歪みが固定化すると考える立場もある。

　神経性大食症は，他者に比べて明らかに多い食物を摂取し，かつそれを制御できないという感覚を持つ。肥満を防ぐため不適切な代償行動を行う。多くは自己誘発性嘔吐や下剤の乱用を行うが（排出型），絶食や過度の運動により体重増加を防ごうとする場合もある（非排出型）。神経性大食症は，無食欲症に比べ発症頻度が高く，臨床上ごく一般的に出会う障害である。一部は体重増加が目立たないため，過食嘔吐をしていることが周囲からはわからないことがある。しかし，本人は食事を制御できないことを悩みつづけており，そのため自尊感情が傷つき，抑うつ的になっていることが多い。

2. 摂食障害と非行・犯罪

　摂食障害は自身の食行動に関する障害なので，非行・犯罪との間に直接的な関係はない。にもかかわらずこれを本書で取り上げるのは，医療少年院に収容される少年のなかに，かなりの頻度で摂食障害の患者を認めるからである。

　矯正施設で摂食障害が生じる理由の1つは，拘禁に対する心理的抵抗のためである。これは少年施設だけでなく行刑施設（刑務所・拘置所）でもしばしばみられる現象である。自分の処遇に不満を持つ受刑者や少年が，それに抵抗するため拒食をすることがある。これは摂食障害ではないが，拒食がきっかけになって摂食障害を発症することがある。また，矯正施設はストレスのかかる状況であるから，収容中に摂食障害が生ずるリスクが高いのは不思議なことではない。

　さらに，摂食障害はいわば葛藤の行動化であるから，非行という行動化傾向をもつ少年と親和性があるのはうなずける。すなわち，心理的葛藤を内的に保持しにくく，食べない，あるいは食べ過ぎるという形で表現するのが摂食障害であり，窃盗や薬物乱用という形で表現するのが非行であるとすれば，両者が同一の少年に合併して現れても不思議ではない。矯正施設内で行動化を制限された少年が摂食障害という形で行動化傾向を表現すると考えることもできよう。

3. 事例と解説

　高校生活でつまづく過程で神経性無食欲症を発症した事例を紹介する。神経性無食欲症の患者のなかには，発病前はむしろ良好あるいは過剰な社会適応をしていたものが少なくないといわれる。

事例23　神経性無食欲症（18歳，女子）

　会社員の父と専業主婦の母という家庭で育った．妹が1人いる．中学までは成績がよく，クラス委員をしていた．大学を出ていない両親の期待は大きく，勉強するよう励まされ続けたという．希望した高校の受験に失敗し，通学に時間のかかる私立高校に進学．やがて高校を中退した年長のボーイフレンドができ，一緒に繁華街を遊び歩くようになった．ある時，ボーイフレンドから「最近太ったか」といわれ，それから体重を気にするようになった．身長158cm，体重47kgと決して肥満ではなかったが，ダイエットを始めた．当初はお菓子を食べないだけだったが，やがて朝食を抜き始め，昼食もクラッカーだけにした．家族と食事をしなくなり，何かと理由をつけて夕食を食べないこともあった．体重が減少し，見るからにやせてきたため友人や家族が注意したが，本人はこれでちょうどよい，もっとやせたいというのみであった．両親との関係が険悪になり，ますます家にいる時間が短くなり，外泊を繰り返すようになった．やがて，ボーイフレンドの友人から勧められ，覚せい剤を注射するようになった．覚せい剤によって食欲が低下すること，食べなくても動けることが乱用を続ける理由だった．

　そのうち学校に行かなくなり，ボーイフレンドと半同棲の生活を始めたが，覚せい剤の乱用量が増えていき，不可解な言動が目立ってきた．両親は何度も病院受診を勧めたが頑として応じず，結局父親が警察に通報して逮捕され，少年鑑別所に収容された．鑑別所でも食事量が少なく，るいそうが顕著であったため医療少年院送致となった．入院時，体重30kg．食事を一気に食べて，その後嘔吐することを繰り返していた．無月経，低血圧，徐脈，電解質異常などの症状を認めた．

解説　高校受験の失敗を契機に生活態度が変化し，摂食障害を発症した事例である．覚せい剤はやせ薬として乱用の対象となることがある．少年鑑別所入所後，摂食障害が悪化し，嘔吐を繰り返すようになった．与えられた食事を1つのどんぶりにすべて集め，かきこむように数分で飲み込み，その後に嘔吐していた．中学まではいわゆる優等生だった少女だが，頑固で，法務教官や医師になかなか心を開かなかった．

　次に，神経性大食症の事例を示す．この事例のように，背景に抑うつが認められることが多い．

> **事例24　神経性大食症（18歳，男子）**
>
> 男ばかり4人の兄弟の末子。父親は厳しく，すぐ体罰を加えた。本人は気の優しい，おとなしい性格であった。高校入学後，うまく友人ができず，悩むことが多くなった。そのころから，ストレスを感じると菓子パンを4つ5つとまとめて食べるようになった。食べ終わると罪悪感を抱いた。始めは激しい運動をして体重の増加を防ごうとしたが，それではうまくいかず結局嘔吐するようになった。自分でもおかしいと思ったが，なかなか止められなかった。そのうち父親の知るところとなり，厳しく叱られ，小遣いを停止されてしまった。本人は冷蔵庫の物を漁ったりしていたが，やがて耐え切れなくなり，スーパーで菓子パンを万引するようになった。何回目かに店員に見つかり，親に連絡され，いっそう厳しく叱責された。しばらくは我慢していたが，耐え切れず別の店で万引しようとして発覚。逃げようとして店員を振り払って怪我をさせ，少年鑑別所に送致された。
>
> **解説**　この少年は万引以外に非行歴がなく，少年院送致はどちらかといえば厳しい判断であったが，医療少年院で治療教育を受けることを前提とした審判であったと思われる。父親が少年を病気と認めず，医療機関に相談することを断固拒否していたことも少年院送致となった理由の1つであったかもしれない。

この事例のように，過食する食物を万引することは少なくない。過食の対象は菓子パンやクッキーなどが多いが，毎日となればかなりの出費となる。経済的に負担しきれなくなり，万引せざるを得なくなることもある。万引が快感となり，その行為自体が目的になる場合もある。過食と嘔吐は強迫性をもつとともに嗜癖的な側面がある。窃盗も嗜癖的になることがあり（窃盗癖 kleptomania），この2つが重なり合うことがあるのであろう。

4. 診断と治療・教育

a. 診断

診断は DSM の基準に基づいて行う。摂食障害の診断自体は困難でない。

他の医療機関では稀であるが，矯正施設でしばしば認められる鑑別診断を必要とする状態として意図的な拒食がある。やせ願望・肥満恐怖を評価することによって鑑別診断を行う。両者の鑑別は理想体重を聞くことで可能であることが

多い。

b. 治療・教育

　摂食障害と非行は直接の関係があるわけではないので，治療と矯正教育は並行して行われる。矯正施設では一般に自由に食物を入手することができないので，大食症が問題となることは少ない。ここでは，無食欲症を中心に述べる。

　当然のことであるが，矯正施設における神経性無食欲症の治療は一般的な治療法に準ずる。標準より30％以上の低体重，浮腫，ふらつき，顕著な電解質異常などが生ずれば，身体面の管理が優先となる。末梢からの輸液だけでなく，中心静脈栄養（IVH）が行われることもある。この場合，内科や外科との連携が必要となる。

　神経性無食欲症は一般に難治であるが，医療少年院においてもこの事情に変わりはない。きちんと食事をとるよう指導を受けるため，軽症の患者は摂食するようになる。したがって，医療少年院では，軽症の摂食障害は一般に軽快する。一方，こうした指導にもかかわらず拒食を続ける少年はそもそも重症であることに加え，拘禁によるストレスが加わり症状が強まることが多い。

　まず，治療意欲をきちんと持ってもらうことが肝要である。今は主観的に問題を感じなくても，るいそうと低栄養が中長期的に健康に多大な影響を与えることを根気よく説明していく。標準体重の数値を教え，検査データの異常があれば，1つ1つ説明していく。医師に信頼感を持ち，自分の状態を不健康と感じ，治療意欲を持ち始めれば治療のスタートラインにつくことになる。

　薬物療法の効果はほとんど期待できないため，治療は精神療法，とりわけ認知行動療法的アプローチが重要である。信頼関係を築き，治療意欲を保つことが当面の目標である。そのうえで体重をいかにして維持し，増やしていくかを話し合う。治療の初期に食べられなくなった理由などの心理的要因を直接話題にするのは避けるほうが得策である。心理的要因はいろいろあって当然だが，これが解決しないと摂食障害が改善しないと考えると，きりがなくなってしまう。いわば行動療法的な接近が現実的，効果的である。体重が増加すると心理的抵抗感が強まるが，体重が増えることの健康上および（少年院生活をおくるうえでの）現実的なメリットを伝えるようにする。

　排出行為を認めるならば，まずこれを止めることが第一歩である。摂食障害は多くの場合，体重や体型への強迫的なこだわりを強く持っている。しかし，先にも触れたが，長期化に伴い，過食・嘔吐を繰り返す事例は，無食欲症であれ大食

症であれ，嗜癖としての色彩を濃くしていく。神経性無食欲症の制限型がかなりの割合でむちゃ食い・排出型に移行するのは，こうした強迫から嗜癖という心性の変化を反映していると思われる。いずれにせよ単なる性格の問題ではなく，「病気」として考えたほうが適切であることを説明し，排出を繰り返している限り「病気は治らない」ことを伝える。排出行為を漸次減らしていく計画を話し合う。

時期を見てボディイメージの改善などの認知的側面への働きかけを試みる。すなわち，認知療法的な側面を取り入れていく。理想とする体型を絵にしてもらって，その非現実性や実は美しいとはいえないことなどを話し合うこともある。少年院生活への適応が良好で，他の少年と食事をするのが楽しみになると，食事に関する偏った考え方に変化が生ずる可能性がある。摂食障害が始まるきっかけとなった出来事などがあれば，これについて話し合うこともできるようになる。たいていは友人や家族の些細な一言がきっかけであるが，なかには深刻な外傷体験が潜んでいる場合もある。その場合は，食事や体重の問題と慎重に切り離しながら面接を深めていく。

なお，神経性無食欲症の少年への矯正教育は，原則として他の少年と区別なく行われる。しかし，低体重のため，さまざまな日課に制限を加えざるを得ないこともしばしばある。神経性無食欲症が疾病利得を生まず，むしろ少年院生活をおくるうえでの「損」になるような工夫が必要になる。少年院生活はつらいことが多いが，楽しみもある。これを行動療法にどのように使うかが鍵になる。低体重その他の症状が続けば安静が必要となり，行事やレクリエーションへの参加は許可できない。こうしたやりとりは下手をすると少年とのかけひきや処罰的態度に陥ってしまうので，医師は冷静に原則的な態度を貫くようにする。法務教官との連携も必要であり，行動制限の根拠を明確な基準をもって示すことが極めて重要である。

参考文献

1) 切池信夫 (2000)：摂食障害―食べない，食べられない，食べたら止まらない．医学書院．
2) 米国精神医学会 (2000)（日本精神神経学会監訳）：米国精神医学会治療ガイドライン摂食障害．医学書院．

E. 児童虐待とPTSD

1. 概念

　精神医学は，いわゆる外傷体験が人間の精神に与える影響に以前から関心を払ってきた。古くはシャルコーに代表されるヒステリー研究や第一次世界大戦時のシェル・ショックも外傷体験を扱っていた。その後，フロイトが神経症の成因論において外傷説から内的動因説へと立場を移したこともあって外傷体験の位置づけは低下したが，1970年代に至り米国のベトナム帰還兵のストレス研究や，フェミニズムの立場からのレイプや虐待の被害にあった女性についての調査が外傷体験の与える深刻な影響を描き出してきた[2]。こうして1980年のDSM-Ⅲでは，外傷体験後の精神障害が外傷後ストレス障害 posttraumatic stress disorder (PTSD) として概念化された。わが国でも，阪神淡路大震災や地下鉄サリン事件以来，PTSDへの関心が高まっている。また犯罪被害者のケアへの関心も遅まきながら高まりつつある。

　ところで成人期になってからの一回性の，あるいは一定期間に繰り返された外傷体験とは別に，乳幼児期あるいは児童期に養育者により心的外傷を受けた人間が，のちにさまざまな精神症状を示すことがかねてから注目されていた。これはいわゆる被虐待児の問題であって，そうした子どもたちは情緒障害児と呼ばれたり，のちにパーソナリティ障害を発展させやすいと考えられたりした。幼児期や児童期に受けた虐待が，その後の人生に与える影響が深刻なものであることは論を待たない。人生で最も保護を必要とする時期，世界や人間に対する信頼感が育まれるべき時期に，心身に打撃をこうむったり，しかるべき保護や養育が与えられなければ，心身の成長に相応の影響を受けて当然である。わが国でも幼児や児童に対する虐待が注目を集めている。虐待を受けている子どもの数が実際に増加しているのかどうかは不明であるが，児童相談所に寄せられる相談数は確実に増えつつある[7]。

　こうした乳幼児期から児童期に虐待を受けた人の精神障害を外傷体験という共通性に注目して1つにまとめたものが，複雑性PTSDという概念である。DSMの診断基準では，PTSDは多くの場合，外傷体験後の約半年で軽快するとされるが，複雑性PTSDは乳幼児期や児童期の虐待後，数年あるいは数十年を経て出現することもあるとされる。

複雑性PTSDという概念の意義は次の点にある。これまでその多様な症状のゆえにパーソナリティ障害，解離性障害などとバラバラに診断されていた一群を，外傷体験というキーワードのもとに一括したこと，患者が受けた被害に着目することで治療的なケアの視点を明確化したこと，さらに，乳幼児期の外傷体験が一時的なものにとどまらず，長期にわたって心理的，社会的，生物学的な影響を与えるという観点を呈示したこと，などである。つまり複雑性PTSDの概念は，乳幼児期や児童期の被虐待体験の影響が青年期・成人期に現れた障害という1つのまとまった単位として呈示された点に意義があるといえよう。とりわけ，少年鑑別所や少年院に収容されている少年は被虐待経験を有するものが多く，非行行動を虐待との関連で把握するという観点は極めて重要であろう[1,3〜6]。

一方，この概念には，いくつかの難点も指摘されている。まず，虐待あるいは外傷体験の定義が困難である。DSMにおいてはPTSDの要因となる外傷体験はかなり狭く定義されている。これに対し，複雑性PTSDでは外傷体験の範囲が拡散しがちである。何をして虐待とするか，判断が分かれる場合がありうる。広い意味では外傷体験のない人間はいないからである。また外傷体験から症状発現までの期間も症状の持続期間もさまざまである。総論的にはこの概念を慎重に適用することに異論をはさむ者はいないが，実際にPTSD，特に複雑性PTSDと診断された事例を読むと，やや広すぎる適用であり，PTSD概念の濫用ではないかと感じることも少なくない。結局，被虐待経験を有する少年がさまざまな精神症状や悩みを抱えて生きていかざるを得ないのは当然のことであり，それが複雑性PTSDの診断基準を満たすかどうかにどれほどの意義があるかは疑問である。複雑性PTSDの診断基準を満たすか否かで精神医学的治療の方法が根本的に異なるわけでもない。

複雑性PTSDの診断名にはあまりこだわらず，被虐待経験を常に念頭において治療を行うというスタンスが現実的であろう。

2. PTSDと非行・犯罪

PTSDと少年非行・犯罪との関係にはいくつかのパターンがありうる。第1に外傷体験を受けた少年が非行・犯罪を行う場合，第2に犯罪の被害が外傷体験となる場合，第3に，やや逆説的ではあるが，犯罪行為自体が外傷体験となる場合もある。

a. 被虐待体験が個人の成長発達に影響した事例

　被虐待体験が個人の成長発達に影響を与え，それが直接間接に非行につながったと感じさせられる事例は少なくない。

事例25　身体的虐待を受け続けた少年（16歳，男子）

　父親はアルコール症で，毎晩のように飲酒しては少年と母親を殴った。母親は少年が6歳の時，他の男性と家を出て行った。少年は3歳下の弟と家に残された。父方の祖母が世話してくれたが病弱であり，少年が近くの店でパンやおにぎりを買ってきて食事を済ませることが多かった。母親が出て行ってから，父親の暴力は激しさを増した。生活保護と祖母の援助とでかろうじて生活をしていた。父との力関係が逆転したのは，少年が小学校6年生の時であった。少年の抵抗に父親はもろくも倒れた。以後，飲酒している父に少年はしばしば暴力をふるうようになった。中学進学後，少年も飲酒を始め，やがてタバコ，有機溶剤を乱用した。不良集団との交友が始まり，やがて登校しなくなった。集団で窃盗や恐喝をしてはゲームセンターで遊んだ。

　少年院では，おどおどした，気が弱く，口数の少ない少年であった。入院以来，睡眠障害に悩み，外から聞こえるバイクの音に過剰に反応して恐怖感を訴えた。とりわけ中年以上の男性が苦手で，緊張してしまい，まともに対話ができなかった。人間不信が強く，教官の指導に一応は従うものの，心を開いて何かを話そうとはしなかった。

解説　虐待の被害者が，ある時点で加害者に転じた事例である。こうした少年は，人間あるいはこの世界そのものに対する基本的信頼感を育まれていない。常に不安と緊張を抱いており，不信感に満ちている。周囲の大人は自分を脅かしたり貶めたりする存在である。
　こうした被害を受け続けた少年のなかには，ある時点から，周囲に反撃していく一群がある。被害を受け続けることは当然ながら辛いことである。といって周囲と対等な関係を結ぶことを経験していない彼らは，被害から逃れるためには加害の側に身を置くしかない。彼にとって非行とは被害から身を守るための方法であったともいえる。

　性的虐待も当然外傷体験となる。

事例26　性的虐待（18歳，女子）

　患者が5歳のとき，両親が離婚し，患者は母親に引き取られた．数年後，母親が別の男性と同棲した．母親は仕事を続けており，同棲相手の男性は夜間の仕事だったので，夕方学校から帰るとその男性と2人きりになることが多かった．患者が10歳のころから，同棲相手による性的虐待が始まった．患者は誰にも相談できず，1人苦しんでいた．虐待は同棲相手がいる日はほとんど毎日繰り返された．患者は帰宅を遅らせて逃れようとしたが，母から叱られたり，同棲相手からは「皆にばらす」と脅され，逃げ切ることができなかった．中学入学後，患者は不良仲間とのつきあいが始まり，登校しなくなった．家に寄りつかなくなり，友人の家を転々とするようになった．繁華街を徘徊するようになり，生活費を稼ぐために水商売を始め，売春をするようになった．ある時，テレクラで知りあった相手とホテルに行った際，覚せい剤を注射され，以来常用するようになった．やがて，覚せい剤注射後，幻覚を体験するようになり，異常な言動のため警察に保護され，少年鑑別所に送致された．

解説　実母の同棲相手による性的虐待が非行の原因になったといえる事例である．性的虐待を受けた少年少女は，恥ずかしさや罪悪感のため，誰にも相談できず1人で悩むことが多い．そして家を出て行く力がつけば，この事例のように，反社会的な方向であっても家を離れることを選択するのは当然の成り行きである．

　こうした事例では，性的虐待を受けながら売春行為を平然と行っていることがある．一見矛盾した行動のようにみられるが，こうした子どもたちをよく知るようになれば，この逆説的な行動も十分理解できるようになることが多い．不安や絶望があまりに強い時，人は自らをそうした被害を受けた状況に身を置こうとしがちである．

　なお，性的虐待は女子だけでなく，男子にもありうることを強調しておきたい．この場合，加害者は男性女性両方でありうる．

b．犯罪の被害

　犯罪の被害者にPTSDが生じやすいことは多くの臨床家や研究者が指摘している．また被害の当事者でなくとも，その家族や親しい友人が受ける精神的影響は計り知れない．少年院に収容されている少年がしばしば暴力や犯罪の被害経験を有することは，法務総合研究所の調査が示している[3,4]．

c. 犯行が外傷体験となる場合

やや逆説的ではあるが，自身の犯行が自分にとって外傷体験になるという事態がありうる。逮捕・拘留後にさまざまな精神症状を示す事例がある。

> **事例27　自らの行ったリンチによるPTSD（17歳，男子）**
>
> 17歳の少年が，数名の友人と1人の少年をリンチ殺人した。有機溶剤を乱用しながら，長時間にわたって引き回した上の残酷な犯行であった。少年たちは逮捕され，拘置所に送られた。少年たちの1人が拘置所で激しい拘禁反応を起こした。壁に被害者やその親の顔が見え，「お前を殺す」と言ってくるという。また血まみれになった被害者の顔が突然壁に浮き出て見えることもあった。不安・緊張・睡眠障害が強く，食欲も低下して，ほとんど食事を受けつけなくなった。その後もしばらくの間，事件の場面がフラッシュバックとして頭に浮かび，苦痛にさいなまれた。

自分の犯行を外傷体験とするPTSDという概念はやや違和感が残るが，成り行きや周囲に流されて犯行を犯してしまった場合などでは，こうした事例もありうる。特に少年少女では，その可能性が十分あるといえよう。

3. 診断と治療・教育

a. 診断

PTSDの診断，とりわけ複雑性PTSDの診断は難しい。PTSDは，その定義上，精神症状や行動上の問題が，特定された外傷体験に起因するという判断を含むことになる。外傷体験が事例の精神状態に何らかの影響を与えているにせよ，事例の精神症状や問題行動がすべて外傷体験との関係で説明あるいは了解可能かどうか，判断が困難なことが多い。このことは，精神科の臨床において，さまざまな診断書を作成する際，大きな問題になって，われわれ精神科医を悩ませている。診断書が何らかの利害と関係する事柄に使用される場合はなおのことである。

非行臨床においても，当該非行少年の診断がPTSDとされる場合，事例は加害者であると同時に被害者であるという含意を持つ。しかし多くの非行少年は家庭養育環境に恵まれていない。その一部にPTSDという診断を行い，積極的に被害者性を強調するのは，外傷体験の外延と内包をよほど明確にしない限り矛盾をはらむことになる。

結局のところ，外傷体験が与えている影響を評価するのは重要であるが，PTSDという診断を確定するのは慎重であることが望ましいというのが，われわれの立場である。複雑性PTSDについては，なおさらのことである。

b．治療・教育

　外傷体験が精神症状に大きな比重を占めていると判断される場合，精神医学的な治療はPTSDの標準的な治療に準ずることになる。まずは医療少年院においては自身の安全が保障されることを理解してもらうことが肝要である。一回性の外傷体験の場合であれば，断片化している記憶を再統合し，それを語ってもらうことを最終的な目標として一応考える。被虐待体験であれば，自身が受けた虐待のありようを少しずつ語ってもらう。医療少年院はおおよその収容期間の予測がつくので，症状の程度，人格の安定度などを勘案したうえで，生活史上の話を聞くようにする。

　しかし，これは言うは易く，行うのは難しい作業である。とりわけ10代後半の少年の場合，記憶を蘇らせること自体が極めて困難であることも少なくない。こうした事例では，無理は禁物である。抑圧や否認という防衛機制を無理にこじあけるようとするのは得策ではない。またフラッシュバックや解離症状などが活発な時期も，外傷体験を取り扱うのは避けたほうがよいことが多い。こうした時期には必要に応じて薬物療法を行いながら，支持的な精神療法を心がける。ある程度平静な精神状態を取り戻してから，外傷記憶を取り扱うことが賢明である。

　薬物療法は次のように行われる。激しいフラッシュバックや幻覚が認められる場合，少量の抗精神病薬を用いる。日常生活を送れる範囲の症状であれば，SSRI，三環系抗うつ薬，気分安定薬（炭酸リチウム，カルバマゼピン，バルプロ酸ナトリウム）を試みる。ただし，抗うつ薬は逆に焦燥感や易刺激性を高めることがあるので注意を要する。抗不安薬も適宜用いるが，患者によっては習慣化することがあるので慎重な使用が望ましい。

参考文献

1) 古田　薫（2002）：少年院在院少年の被虐待経験の実態と教育・治療．アディクションと家族 19(2)：167-181．
2) Herman J (1992)：Trauma and Recovery. Basic Books. 中井久夫 訳（1996）：心的外傷と回復．みすず書房．
3) 法務総合研究所（2001）：法務総合研究所報告 11 ―児童虐待に関する研究（第1報告）．
4) 法務総合研究所（2002）：法務総合研究所報告 19 ―児童虐待に関する研究（第2報告）．

5) 小林寿一 (1996)：犯罪・非行の原因としての児童虐待．犯罪と非行 109：111-129.
6) 国立武蔵野学院 (2000)：児童自立支援施設入所児童の被虐待経験に関する研究.
7) 岩田泰子 (2001)：児童虐待．精神医学 43 (8)：818-830.

F. 拘禁反応

1. 概念

　拘禁という特殊な状況下でさまざまな精神症状が観察される。拘禁状況では，自由や権利の剝奪，私的活動の制限や禁止，強制的な労働や集団生活への参加などがあり，生活や行動面で厳しい制約があるだけでなく，裁判の係争からくる葛藤あるいは死刑執行など刑罰に対する不安や恐怖など精神的なストレスがのしかかっている。このような拘禁状況は病像成因的 pathogenetic に作用するだけでなく，病像形成的 pathoplastic に作用することがある。前者は拘禁性精神病，後者は拘禁着色と呼ばれるが，実際上，両者の区別は必ずしも明白ではない。症状としては，不安，強迫，心気などの神経症レベルの症状から，昏迷や錯乱あるいは幻覚・妄想などの精神病レベルの症状まで幅広くみられる。ガンザー (Ganser) 症候群，レッケ (Raecke) の昏迷，赦免妄想などが拘禁反応の中でも特異な病態としてよく知られている。人格側の要因としては，未開人の原始的心性，幼児的未熟性，精神発達遅滞ならびにいわゆるヒステリー性格が重要である。

a. ガンザー症候群

　偽性認知症や小児症と類縁のヒステリー性もうろう状態で，未決拘禁者によくみられ，的外れ応答が特徴的である。刑罰を逃れ，開放されたいという目的や願望が潜在しているため起こる心因性精神障害で，詐病との移行もみられる。

b. レッケの昏迷

　無動・無言状態に陥り，外界の刺激に反応せず，不食，失禁，無動を続ける状態で，動物の擬死反射に近い原始反応であると考えられている。昏迷から回復した後にしばしば健忘を残すことがある。ガンザー症候群との間には合併や移行が多いといわれている。

c. 赦免妄想

　長期の拘禁下において，死刑確定者などにみられる願望充足的かつ体系的な妄想の構築で，「自分は無罪である」と一貫して主張し続ける状態。拘禁という特

殊な状況における人格の発展であり，パラノイアとの関連が指摘されている。

d. 拘禁爆発

監獄爆発として知られている原始反応であり，野生動物が檻の中に閉じ込められた時の反応に相当している。大声，房扉乱打など無目的的な運動爆発で，結果として自傷や器物損壊に至ることもある。しばしば意識混濁を伴い，のちに健忘を残す。

2. 事例と解説

事例28　拘禁反応（ガンザー症候群）および精神発達遅滞（17歳，男子）

母親，姉，本人の3人家族。父親は本人が前回少年院入院時に急死しており，家計は苦しい状態である。幼少時から病弱で病院通いが多かった。小学校は普通学級に入ったが，多動で学習障害があり，集団生活についていけなかった。小学校5年の時に，いじめに遭い，数人のグループに頭を殴られるというエピソードがある。中学校入学時に養護学級に入る話が出たが，母親は納得せず，結局普通学級に入る。小学校時代と同様に落ち着きがなく，言動が幼稚で，物事を最後までやり遂げられず，周囲と協調できなかった。怠学はなかったが，トイレに閉じ込められたり，持ち物を隠されたり，物をぶつけられるなどのいじめに遭っていたという。中学3年の時に自動販売機から現金を窃取する。中学校卒業後，定時制高校に入学するが，学業面で単位が取れず，留年となる。その後，別の定時制高校に転校するが，まもなく学校に行かず，歓楽街で遊ぶようになる。窃盗，住居侵入などを繰り返し，15歳の夏に，第1回目の少年院入院になる。入院中は特に問題なかったが，仮退院直前に父親が急死したため，本人は動揺し，一時期心情不安定になる。1年後，仮退院となるが，わずか数日で再犯し，16歳の秋に第2回目の少年院入院となる。

同少年院入院中，「手に電気が走る」，「眠っているうちに腕に十字架のあざができた」，「自分は魔法が使える」，「総理大臣が会いにくる」，「戦争が始まった。爆破される」など奇妙で荒唐無稽な訴えがあり，部屋中を水浸しにしたり，食事をぶちまけたり，裸になって衣類を便器に突っ込むなどの行動が出現し，「拘禁反応および精神発達遅滞」の診断で医療少年院に移送となる。

医療少年院入院当時，上記と同様の症状を訴え，言動はまとまらず，混乱し

ていたため投薬治療を開始し，個別処遇から導入した。その後，寮生活に慣れるにつれ徐々に言動はまとまり，集団生活に参加できるようになってきた。しかし，ちょっとした刺激や環境の変化などを契機に，しばしば同様の急性興奮状態を繰り返しており，保護室にも何度か収容されている。さらに，少年院生活が長くなるにつれ，急性再燃の間隔が短くなっており，仮退院直前までは回復の兆しがみられなかった。17歳の夏に仮退院となったが，母親の報告によると退院後は急速に落ち着きを取り戻し，奇行や妄想様の言動はみられなくなったという。

解説　矯正教育については，知的障害があるため，現実を認識させ，規範意識や贖罪意識を持たせることには限界がある。また，症状に対しては，睡眠導入薬や抗精神病薬を投与したが，興奮が多少おさまる程度で，あまり効果はみられなかった。診断的には矯正施設という拘禁状況におけるガンザー症候群に該当し，収容を継続することは症状の増悪につながることはあっても回復・治癒の可能性は低いと考えられた。このため収容期間を短縮して早期に拘禁を解消し，外来通院につなげる方針をとった。

事例29　拘禁反応（19歳，女子）

　両親，長姉，次姉，本人の5人家族。父親は短気で暴力をふるうことが多く，夫婦喧嘩が絶えなかった。父親には自殺未遂歴もあり，病弱で職を転々とし，現在無職で別居している。母親は性的に放埒であり，次女は異父姉である。
　患者は幼少時より，いじめの対象となり，孤立していた。金品持ち出しや万引などがすでに幼稚園時代に見られる。小学校低学年から怠学があり，児童相談所や養護施設などに預けられたこともある。小学校卒業後，次姉宅に預けられるが，中学1年の時に義兄に性的虐待を受け，その後，施設，父宅，友人宅などを転々としており，中学2年の5月からは登校していない。15歳の時，シンナー吸引，覚せい剤乱用，無免許運転，暴走行為，自殺未遂などあり，虞犯にて教護院送致となる。退院後，母親の露天商などを手伝っていたが，18歳の時，現在の夫と知り合い，同棲し，妊娠する。親の反対を押し切って第1子を出産するが，子育てが手に余り，虐待が始まる。夫は非協力的で，ますます虐待が高じ，子どもを骨折させたこともあった。生活が苦しく，窃盗や住居侵入を繰り返し，逮捕されるが，第2子妊娠中であるため医療少年院送致となる。
　第1回入院時，精神発達遅滞は見られたが，特に訴えもなく，少年院生活に

適応し，9か月後，順調に出産する．出産後，一般少年院に移送されたが，1か月も経たないうちに，不穏になり，奇声を発したり，泣き喚くなど行動がまとまらず，集団生活に支障をきたし，医療少年院第2回入院となる．入院当初は胸痛，胃痛，下腹部痛，下痢，不正出血など身体的な訴えが頻繁にあり，話はまとまりなく，大げさで演技的であった．また，「自分は心臓病で死ぬかもしれない」，「自分はC型肝炎で長生きできない」といった心気妄想に近いこだわりがみられた．

1か月後，夜間不眠，放歌，独語，徘徊など行動がまとまらなくなり，ときに興奮して攻撃的になり，居室の窓を壊したり，教官や治療者に飛びかかり，暴力行為に及びそうになったこともあった．診察時に訴える内容は，「やくざが殺しに来る」，「地下で誰かが鋸をひいている．自分が行こうとすると鋸で削ってくる」，「夜中にコツコツとハイヒールの音が聞こえる」，「（露天商の）親方の声で『どっちに行くんだ』と聞こえてくる」，「母親が『子どもが死んだ』と言っている」など荒唐無稽で，無為好褥の生活が続いていた．喜怒哀楽が激しく，気分は1日のうちでもめまぐるしく変わり，調子のいい時には何時間もかけて衣装箱の整理をしていることもあった．また「誰かが自分を殺しに来る．警察を呼んでくれ」，「誰かが心臓に電波を送り，心拍数を上げたり下げたりする」と大騒ぎし，治療者がかけつけると会話の最中にも突然，壁に向かって話しかけ，「そこに人がいるじゃないですか．見えないんですか」と興奮が収まらず，保護室に収容したこともあった．

3か月後，本人のほうから「退院が近いので，そろそろ日課に出ようと思っています」と申し出があり，午前中は臥床，午後は集団日課に参加するようになる．「眠気が強い．体がだるい．薬が強いので抜いてほしい」との要望に沿って徐々に減量したが，症状の悪化はみられなかった．依然として，「自分は乳癌ではないか」といった心気的な訴えや，「暴走族に狙われている」などの妄想的な訴えはみられたが，日常生活では落ち着きを取り戻し，表情も穏やかになり，攻撃的な言動もなくなった．

さらに1か月後，退院後の家族調整のための合同面接を行った時には，妄想的な訴えは背景に退き，現実的な話題に応じられるようになる．相変わらず，単独で居室にいる時には独語がみられ，「シーンと静かになって1人でいる時に家族とか友人の声が聞こえてくる」など幻聴の訴えもあったが，その内容は

自我違和的なものから自我親和的なものに変化してくる。それに伴い，幻聴の様態は「眠れない時に『幻聴さん』と遊んでいるんです。いろんなことを言ってくるんです。いろいろ注意してくれるんです」など，一人芝居または自問自答の体験に近づいてくる。退院直前には，「社会に出た時のことを考えて，ちゃんと早起きしようと思っています。母親ですし，やるべきことはやらなければと思っています」と，毎朝朝礼に参加するようになり，「この写真を見てください」と治療者に子どもの写真を見せたり，「母への手紙に通院のことを書きました」など現実的な話題に終始するようになる。

退院時，表情明るく，物腰は穏やかで機嫌がいい。幻聴について尋ねると，「『幻聴さん』ともお友だちになっちゃいました。いてもいなくても同じです」と，別に気にしていない様子である。

解説 本事例は崩壊家庭 broken family で育った被虐待児であり，施設歴が長い。また，精神発達遅滞があり，義務教育も満足に受けていない。性格傾向をみると，自己顕示性が強く，演技的でいわゆるヒステリー性格に相当する。

入院初期には心気的な訴えが頻繁で，幼稚かつ依存的であり，表出は大げさ，演技的であった。1週間後には急激に行動面でまとまりがなくなり，独語，放歌，徘徊ならびに衝動的暴力行為がみられるとともに，妄想的な訴えが始まった。妄想の内容は，子どものこと，自分の病気のこと，やくざや暴走族のことなど心理的葛藤に関連してめまぐるしく変化したが，絶対的確信を伴ったものではなかった。また，幻聴の内容も状況依存性があり，心理的葛藤を反映していた。極期には統合失調症の自我障害を疑わせる幻聴，幻視，被影響体験がみられたが，疎通性は保たれており，語られる病的体験の内容と，不安，恐怖など感情色調は一致していた。また，相手によって訴える内容や訴え方を使い分けており，日記にはごく一部のページを除いて病的体験については書かれていなかった。拘禁反応と判断されたので，収容期間が短縮され，早めに家族調整が行われた。退院が近づくにつれ，病的体験が背景に退き，集団生活にも自分から進んで参加するようになる。治療経過で一時期，抗精神病薬を用いたが，その投与量と病的体験との間に関連はなく，退院時に薬物はほとんど使用していない。ちなみに第1子出産後も精神的に不安定になっているので，産褥の影響も考慮されるべきかもしれない。

全般的にいって，拘禁反応の治療には必ずしも通常の精神医学的な治療が有効であるとは限らず，むしろ早期に拘禁を解除したり，裁判を迅速に行うほうがはるかに効果的である場合がある。

3. 診断と治療・教育

　矯正施設に収容されている者は，多かれ少なかれ拘禁反応を起こしているといっても過言ではない。したがって狭義の精神障害が除外されてなお特殊な症状や病態が見られた場合にのみ敢えて拘禁反応という診断名がつけられることになる。拘禁反応は自分の置かれた状況からの回避反応であり，レベルはさまざまである。不安，抑うつ感，焦燥感，意欲低下などの精神症状や不眠，食欲不振，頭痛，全身倦怠感などの身体症状は，軽度のものであればほとんどの症例にみられ，特に鑑別所入所中，審判の前後で病像が変化することが多い。また，自傷，自殺企図，暴行，器物損壊などの行動症状も稀ならず観察される。その他，反抗，黙秘，放歌，拒食，不潔行為などあり，しばしば処遇に困難をきたす。しかしこのような神経レベルの症状のみで「拘禁反応」という診断名がつけられ医療少年院送致になることはほとんどない。たいていの少年は一般少年院に送致されるが，個別処遇の考査期間中に少年院生活に対する心構えの形成が不十分であったり，または集団生活が始まってから不適応を起こして，上記の症状が増悪したり，新たな症状が付け加わったりして医療少年院に移送されることがある。したがって鑑別所から医療少年院送致になるにしても一般少年院から移送されるにしても，医療少年院に収容されるのは，すでに述べたガンザー症候群，レッケの昏迷，赦免妄想，拘禁爆発など精神病レベルの症状を呈した者に限定されている。

　一般論として拘禁反応を予防または緩和させるためには，第1に被収容少年の置かれている状況を十分に説明して理解させ，納得させること，第2に少年院生活のオリエンテーションを具体的かつ丁寧にして見通しをよくすることである。治療には速やかな拘禁の解除が有効であるが，それでは矯正教育の目的が達せられないところにジレンマがある。実際の臨床場面では，症状を緩和させるための薬物療法や内省・洞察を深める精神療法と並行して患者のストレス耐性・許容量をアセスメントし，それに応じた環境条件の設定と更新を繰り返して行動療法的に対応している。またストレス発散のためのスポーツ，音楽会，映画鑑賞などのレクリエーションは拘禁施設の中では特に有効である。

考査期間

　新入少年に対して少年院生活について具体的なオリエンテーションをするとともに，個々の少年に応じて段階的個別処遇計画を作成する期間を考査期間という。

II. 内因性精神障害

ここで扱うのは，いわゆる内因性精神病に分類される精神障害である。統合失調症と気分障害（感情障害・躁うつ病）がこれに該当する。操作的診断基準の普及とともに内因性という概念への批判が強まっているが，臨床的には意義を有していると思われるので，本書ではこの分類に従って記述する。

A. 統合失調症

1. 概念

明治以来，精神分裂病とされていたSchizophrenie（独），schizophrenia（英）の訳語は，2002年8月から統合失調症と改められた。本書でもこの訳語を用いる。

統合失調症は，精神医学の臨床と研究の中核的なテーマである。10歳台後半から30歳台にかけて好発し，幻覚や妄想などの精神病性の症状（陽性症状）とともに意欲の低下や感情平板化などの症状（陰性症状）を示す。原因はいまだ不明であるが，脳機能の何らかの異常が想定されている。転帰は多様であるが，長期的にみれば思考・感情・意欲・社会性などに大なり小なり病気の影響が現れる。その結果，患者の多くは何らかの意味で社会生活を送るうえで負の影響を被らざるをえない。残遺状態・荒廃状態・欠陥状態などといわれる状態に至り，長期の入院や社会生活からの撤退を余儀なくされる患者も何割か存在する。ただし，薬物療法や各種リハビリテーションの発展もあって，今日，統合失調症の転帰は以前ほど悲観的に語られなくなっている。

急性期や陽性症状が活発な時期においては，幻覚・妄想や精神運動興奮のためさまざまな社会的，対人的トラブルが生ずることがある。いったんそうした問題が起きると，回復後もそのために患者の社会生活が障害されるという悪循環に陥ることも少なくない。統合失調症は，このように患者の生活に深刻な影響を与えるにもかかわらず，その発生率が人口のおよそ1％という高率で生じる病気である。

2. 統合失調症と犯罪・非行

　統合失調症患者による犯罪が,一般人口のそれと比較して実際に多いのか少ないのかを判断することは難しい。統合失調症患者が世間一般でしばしば誤解されているような「何をするかわからない」存在でないことは,多くの医療従事者にとって常識に属する。しかし一方で「統合失調症患者の犯罪は一般人口のそれより低い」と断ずるには,これと相反する調査研究が多くみられるのが実情である。近年,欧米では精神障害者における犯罪,特に暴力犯罪の発生率が一般人口のそれに比して高いという報告が続いている。特に統合失調症は,かねてから殺人などの重大犯罪とのかかわりが深いことが指摘されていたが,最近の調査研究の結果はこれを裏付けている[6〜8,11,12]。

　また,再犯や累犯に関するわが国の調査でも,触法精神障害者で少なからず再犯が起こっていることを示している。触法精神障害者のうち特に統合失調症患者で再犯が有意に多いかどうかについては見解が一致していないが,殺人事件を重ねて起こした事例の報告もみられる[3]。

　心神喪失・心身耗弱の精神鑑定を受けた患者に関する研究は貴重な資料であるが,これは重大犯罪に限られており,犯罪一般に関しては,まだまだ暗数が多い。傷害事件であっても,結果的に傷害の程度が軽微であり,精神科治療歴がある場合,警察から病院へ連行されて事件として扱われない場合や,家族に治療を受けさせるよう言い含めて事件としない場合も少なくない。逆に本来精神鑑定の対象とすべき事例が鑑定を受けないまま起訴される場合もありうるだろう。

　殺人などの重大犯罪については,精神障害が疑われれば精神鑑定が行われるのが通例である。井上ら[2,3],山上ら[15]の調査によれば,統合失調症患者の殺人は発病後5年以上たって行われたものが70%を超えている。1年以内は14%と比較的少ない。殺人を犯した者の75%に何らかの治療歴があったが,事件当時,治療が中断していたものが40%,通院中が24%となっている。入院中の14%を含め,治療継続中の患者が殺人などの重大犯罪を犯した場合,その予測可能性が問題となる。平成12(2000)年度犯罪白書でも,触法精神障害者の約6割は犯行時治療を受けていなかった。ただし,その4割に治療歴があったとされている。こうした事実は,難治例が触法行為を行うともいえるが,逆に治療の機会が十分あるともいえる。また,治療がきちんと継続すれば,精神科患者の犯罪率を低下させうるともいえる。

これらは全年齢を対象とした調査であり，少年に限ってみれば事情は若干異なってくるであろう。少年のみを対象とした調査は今のところみられない。関東医療少年院に入院してくる統合失調症と診断された患者では，しばしば未治療の事例がみられる。事前に暴力行為がみられず突発的な犯罪としかいいようのない事例もみられる。

　なお，重大犯罪の被害者は圧倒的に肉親が多いのも統合失調症犯罪の特徴の1つである[10]。発病後，数年以上経て家族内で緊迫した雰囲気が続き，患者・家族とも疲弊した状況下で殺人を含む家庭内暴力が起きてくる事例が少なくない。

　こうした背景と統合失調症が10代後半から好発することを考え併せると，統合失調症と少年非行の関係を考察することは極めて重要であることが理解されよう。

3．若年患者による犯罪・非行

　統合失調症の症状や経過は多様であり，病前性格・生育環境・生活状況・治療歴などにより，さまざまな行動パターンがありうる。したがって，統合失調症患者が行う犯罪行為の実態は多様であるが，これまでの研究やわれわれの臨床経験からいくつかの類型に区分することができる[4]。精神症状との関連では，幻覚や妄想の直接的な影響による犯罪（症状悪化型）と人格変化の影響による犯罪（人格変化型）に大別される。実際には両者が混合している場合が多いが，相対的にどちらの比重が高いかを定めることは可能であろう。

a．陽性症状が直接影響を与える事例

　幻覚や妄想などの精神病性の異常体験が直接的に犯罪や非行に影響を与えたと考えられる事例がある。精神鑑定を対象としたいくつかの研究によれば，犯罪につながった精神症状で最も多いのは妄想であり，次いで幻覚，精神運動興奮などがあげられる[14]。

　暴力犯罪に至る妄想の内容としては被害妄想が中心である。多くの患者は自分の身を守ったり，危険を避けようとして結果的に暴力をふるうことになる。誇大妄想のため自分は何をしてもよいと考えて犯罪を行った事例，嫉妬妄想のため配偶者に危害を加えた事例などの報告もある。比較的稀であるが，人物誤認妄想に基づく傷害がある。他人をみて迫害者が変装していると体験するものをフレゴリの錯覚（illusion of Frégoli），熟知した人を別人であるとするものをカプグラ症候群（Capgras syndrome）という。

体感異常が被害妄想とつながって周囲に対する攻撃性を強める場合もある。体感異常の症状が激しい場合，患者は常に強い不快感を身体レベルでも感じるため，これに衝動性や被害妄想が重なると衝動行為につながることがある。第三者が体内に異物を挿入したなどの体感幻覚に基づく妄想が暴力行為につながることもある。

いずれにせよ，統合失調症の妄想は被害的な内容が中心であることが多いが，これが攻撃，そして加害へと転化する経緯については，事例ごとに検討を要する。妄想や幻覚がその人の行動を支配するほど強力であり，その内容が暴力行為につながりやすいことがリスクを高める。幻聴に指示されたり，何かに操られて直接犯罪行為を行うといった作為体験による犯行事例もある。

1) 突発的な重大犯罪

統合失調症を発症していても，周囲にそれと気づかれず，最初の問題行動が重大な犯罪行為となる事例がある。事件後，振り返ってみれば兆候や症状が出現していたと理解されるが，事件前は気づかれにくいことも少なくない。発症が潜在性である場合や，寡症状性である場合，こうした経過をたどることがありうる。また，既に診断され治療を受けており，それまで暴力的な傾向がみられなかったのに，突発的に殺人や傷害事件を起こすケースがある。統合失調症の場合，治療中の事例でも患者が考えていることを治療者が十分把握できず，行動の予測がつきにくいことがある。

事例30　殺人（16歳，男子）

両親が別居し，父親と2人暮らしであった。生来まじめで内気な性格であり，成績もよかった。患者は表面上元気に中学に通っていたが，級友との軋轢に悩み，気持ちが晴れない毎日を送っていた。患者は進学にあまり乗り気でなかったが，父親は名門高校への進学を望んで患者に勉強するよう励ましていた。中学3年になり，高校進学に関して父親に説教されることが多かった。父親は患者の小遣いを減らし，門限を厳しくして受験勉強に専念させようとした。患者はこうした父親の態度に強い圧迫を感じ，このままでは自分に未来はないと思いつめるようになった。秋になって進路を決めなくてはならない時期になり，父親から詰問された後，患者は包丁で父親を刺殺した。それまで父親に暴力をふるったことはおろか，反抗的な態度を示すことも少なかったという。

逮捕後，鑑別所を経て医療少年院に送致。入院時，独語・空笑を認め，幻聴の存在が疑われた。終始緊張した表情で，寡言であった。当初服薬に拒否的であったが，やがて服薬するほうが楽であると感じるようになり，治療に協力的になった。当初は父親について「あれは悪い人間ですから殺されても当然です」と語っていたが，退院時には「申し訳ないことしました。あんなによくしてくれたのに」と，しんみり語るようになった。

解説　患者は生来おとなしく，親からみれば手のかからない子どもであった。これは統合失調症の病前性格としてしばしば指摘される傾向である。陽性症状はかなり強かった様子だが，知的能力が高いこともあって，学校生活を送ることができていた。おとなしい性格の患者が刺殺という行為に至ったのは，親子関係や友人関係に悩み，疲労消耗していただけでなく，被害妄想のため孤立感・絶望感が強かったことが関係していた。こうした事例では，患者の生来の，自己主張せず助けを求めない性格と被害妄想とがあいまって，ますます周囲からの援助を得にくくなっていることが多い。

2) 症状（体感異常）の再燃による非行・犯罪

統合失調症の発病後，波状経過をたどる型では，いったん症状が改善して数か月あるいは数年を経て，悪化をみることも少なくない。そうした場合，初発時に攻撃性を示した事例でそれが繰り返されたり，症状の進行により攻撃的な行動が加わったりすることがある。

事例31　公務執行妨害（19歳，男子）

10歳台後半に幻覚妄想状態で発症。この時から，虫垂炎の手術時に体内に何か変なものを入れられたという体感異常を認めた。約6か月の入院治療により症状改善し，退院。しばらく通院していたが，やがて服薬に消極的になり，両親も無理に通院をさせなかった。退院後約3年して，発症の時とほぼ同様の症状を示すようになった。今回は特に体感異常が強く，以前手術を受けた病院の小児科窓口で興奮した様子で抗議し，警察が呼ばれ保護された。

体感異常や体感幻覚は，"どうしてかわからないが，おかしい"などと相手を特定できない場合と，"宇宙人や誰か具体的な第三者が犯人である"と確信する場合とがある。後者では危険性をもつことがあり，注意を要する。こうした少年の攻撃性や暴力性は症状の強弱と概ね並行しており，治療により症状が落ち着け

ば鎮静化することが期待できる。

b. 人格変化が影響を与える事例

　統合失調症は，長期的にみれば大なり小なり患者の人格に影響を与えずにはおかない。陰性症状が強ければ，意欲低下が目立ち，柔和だが無気力で無為な生活を送るという経過をたどる場合が多く，反社会的というより非社会的な行動傾向が強いことが多い。しかし，発病後，衝動性や欲望を制御する能力が著しく低下する事例があり，結果的に犯罪や非行につながることがある。こうした事例では，幻覚や妄想などの陽性症状よりも，ストレス耐性の低下や衝動制御能力の低下のほうが犯罪・非行とのかかわりが深いと感じられる。反社会的な傾向性と非社会的な傾向性のいずれが前面に出るかは，その少年の症状・病前性格・家族環境・治療経過などが絡み合って決まってくると思われる。

　統合失調症発症後，継続的に暴力行為などがありながら，適切な対応がとられず，やがて重大犯罪に至ってしまう事例がみられる。家族の保護能力が乏しく，精神障害があっても放置している場合や，患者が治療に拒否的であるため，家族が対応に困りながら治療を受けさせられない場合などがある。

　こうした事例には，発病前から粗暴な傾向がある人が発病によりいっそう暴力的になる場合と，発病後の人格変化が作用している場合とがある。比較的小さな事件の延長上に重大事件が起きた場合，その経過をつぶさに振り返ると転換点や治療上の介入が可能であったのではないかと思われる時期があり，残念な思いを抱かせられることもある。

事例32　恐喝・殺人（18歳，女子）

　両親が幼児期に離婚し，母親に育てられた。母親が働きに出たが，経済的に貧しく養育環境に恵まれなかった。中学卒業後も定職につかず，ぶらぶらしていた。16歳ごろ，統合失調症を発症と推定。入院治療を受けたこともあるが，退院すると治療を継続せず，病状の悪化を繰り返していた。発病後から暴力的な傾向が出現し，入院中に他の患者に暴力をふるったり，母や妹をはさみで刺そうとしたことがある。また，患者自身も"生きていてもいいことがない"と悲観的であり，大量服薬して自殺を図ったこともある。家族は患者の暴力に困ってはいたが，患者が受診を嫌がることや医療費の問題もあり，その場しのぎの対応に終始していた。患者はその後も仕事をせず，後輩を恐喝するなどし

て生活費や遊興費を手にしていたが，乳児を殺害し，18歳で再び逮捕された。
　患者は逮捕後，少年鑑別所を経て医療少年院送致となった。医療少年院入院時，幻覚妄想などの陽性症状は目立たなかったが，意欲低下・思考障害が著しかった。乳児を殺害したことにさほど痛みを感じている気配はなく，人格水準の低下を認めた。「生きていても何もいいことがなく，死んでしまいたかった」「少年院に入りたかった」などと語っていた。

解説　10歳台半ばで発症した寡症状性の破瓜型（解体型）統合失調症である。幻覚や妄想などはほとんどないか，あっても目立たない程度であった。衝動や欲望の制御能力の低下を主徴とする人格変化が中心的な役割を演じていた。思うようにいかないと興奮したり暴力的になったりした。本件は，抑うつ気分に押し流されて気晴らし的に犯行をしたものとみられる。

　発症後，周囲に暴力行為は行わないが，比較的軽い犯罪を繰り返す事例もある。患者に暴力的な衝動性はないが，人格変化が生じて欲求を抑制しにくくなり，現実検討力が低下して窃盗などを繰り返す例や，生活に困るため短絡的に窃盗や恐喝を行う例などがある。こうした事例では，一部の性非行や薬物乱用を除いて反社会性がみられるわけではないので，生活環境が整備されれば行動も改善されることが多い。
　慢性化した事例が非行化する場合，軽犯罪の反復にとどまるか，重大犯罪に至るかは，陽性症状の程度，衝動性の強さ，服薬のコンプライアンスなど多くの要因が関係するのは既に述べたとおりである。行動には偶然の要素がどうしてもあり，完全な予測は不可能であるが，治療者は慎重にリスクを評価する必要がある。近年，わが国でもリスクアセスメントの考え方が紹介されつつある[1,5,9]。

c.「ひきこもり」と家庭内暴力

　触法行為には至らないが，社会性の障害のため「ひきこもり」をする例がある。家庭内で家族に暴力をふるう場合もある。近年話題になる「ひきこもり」は，その心理社会的背景や精神病理はさまざまであろう。精神障害としては気分障害や回避性パーソナリティ障害が重要であるが，統合失調症も当然鑑別の対象となる。「ひきこもり」に対しては，さまざまな角度から理解を試みる必要があることはいうまでもない。治療や援助に携わる専門家は，「ひきこもり」事例については，統合失調症との鑑別を必ず念頭に置くべきである。

事例33　家庭内暴力（19歳，男子）

　3人兄弟の末子。中学までは優秀であったが，高校入学後，成績が急に下がり，登校を渋るようになった。兄たちは既に就職や進学で家を出ており，両親と患者の3人で暮らしていた。やがて高校を退学となり，自宅にこもるようになった。両親にゲームソフトを大量に買わせたり，旅行に連れて行くことを求めたりなどの，さまざまな要求をするようになった。断ると母親に暴力をふるうこともあった。機嫌がよい時は両親と会話したり甘えてきたりしたが，ささいなことで不機嫌になり暴力的になった。両親は某教育相談機関に相談したが，思春期の一過性の悩みなので気持ちを受け止めなさいと助言された。病院受診も考えたが，本人が頑として受け入れなかった。こうしておよそ3年にわたり自宅へのひきこもりと断続的な家庭内暴力を繰り返していた。ある時，たまたま遊びに来た兄が本人の様子が変だと主張し，病院に連れて行き治療が開始された。

　統合失調症患者の「ひきこもり」には，被害妄想が強く対人接触を避けるためである場合と，社会生活への意欲や興味関心の低下という陰性症状が強い場合とがある。前者では，患者は自宅の一室にこもり，食事も1人でとることが多い。暑い季節でも窓を閉め切っていたり，ときにはテープで隙間を塞ぐこともある。家族を含む他者に警戒的になっている。後者では一応の会話はするものの，表面的なやりとりに終始しがちであり，何かと面倒がったり，おっくうがったりすることが多い。いずれの場合でも家族にとってみれば心配な状態であることに違いはないが，無理な働きかけは患者の病状を悪化させるだけでなく，家族関係をこじらせてその後の回復に好ましくない影響を与えることがある。家族が精神科医に相談しながら，対応していくことが望まれる。

d．薬物による修飾

　統合失調症と犯罪の関係について，見逃せない問題の1つに薬物乱用との併発がある。覚せい剤・有機溶剤などの精神症状を起こしうる薬物を乱用している患者は予想以上に多いとの指摘がある。医療少年院における経験でも，薬物乱用の経験がある統合失調症患者が少なくない。両者の併発は相互に症状を強め合う結果になる。またアルコールの影響も無視できない。強盗や傷害をはたらいた患者に飲酒・酩酊状態の者が多いとの指摘もある。

> **事例34　傷害（18歳，男子）**
>
> 　生来内気でやさしい性格の少年であった。14歳ごろから有機溶剤の乱用が始まり，連日有機溶剤を使用した。16歳ごろから幻聴や被害妄想に悩むようになった。17歳から覚せい剤の乱用が始まり，これと平行して暴力団との交友が始まった。やがてささいなことで興奮して攻撃的になり，窃盗や恐喝などの反社会的な言動が目立つようになった。そして，自分の友人を馬鹿にした相手を付け狙い，突然無抵抗の相手を路上にて刃物で刺すという事件を起こした。「あいつは人を馬鹿にしたんだから当然です」というのが患者の言い分であった。本件犯行時，有機溶剤を乱用していた。入院後も幻聴・被害妄想・体感異常などの症状が消退しなかった。日常の会話では目立たないが，文章を書くと思考障害が明らかであった。
>
> **解説**　覚せい剤の乱用と統合失調症の発症の時期が重なっていると診断に苦慮することがある。上の事例では入院後も陽性症状が消退せず，思考障害や陰性症状が出現したため，統合失調症と薬物乱用の併存症と考えられた。ただし，乱用期間が長く，量も多い場合，診断を確定しにくいことも少なくない。

　有機溶剤のみの診断だけでなく覚せい剤も乱用する事例では，暴力団との交流や反社会的な性格傾向を有する場合があり，治療や処遇に困難が増すことがある。

4. 診断と治療・教育

a. 診断

　統合失調症の診断には慎重さが求められるが，少年の場合はいっそうの配慮を要する。発病初期は症状の消長や変動があり，確定診断しにくいことも少なくない。

　非行少年の場合，薬物乱用の既往を有するものが少なくない。少年鑑別所を経て，医療少年院に入院後しばらくしてから，ようやく乱用を認めるケースもある。本人だけでなく家族からも情報収集を心がける必要がある。薬物乱用歴のある者は統合失調症類似の症状がみられるので，診断にいっそうの慎重さを必要とすることはいうまでもない。

　診断に際しては，臨床的にはシュナイダーの一級症状に該当する陽性症状があり，かつ陰性症状を認めた場合に統合失調症の診断を考慮する。妄想や幻覚については，単にあるかないかというだけでなく，その内容と形式について踏み込ん

だ理解が必要である。これは拘禁反応や薬物乱用の影響との鑑別のうえでも，犯罪や非行との関連を吟味するうえでも重要である。また陽性症状消退後，残遺症状ないし陰性症状を認めなければ，統合失調症の診断を留保することにしている。最終的には，DSM や ICD に基づいて診断するのが妥当であるが，上記のことを考慮する必要がある。

b. 医学的治療

現在，統合失調症の治療の中心は薬物療法であり，これは触法行為を行った患者の場合も同様である。また症状や経過に伴い，適切な精神療法的な対応が必要となる。非行少年には複雑な家族的背景や不幸な生活歴を有するものが少なくない。統合失調症患者の場合も支持的，受容的な対応が基本となる。ある少年は「宇宙人と交流できる」という信念が，治療の進展とともに揺らいできた時，「自分は学歴もないし，何もできないじゃないですか。だから宇宙人と交流できるのが得意だったのに，これがなくなったら取り柄がなくなるんです」と語っていた。これは犯罪や非行の領域に限らず精神科治療に共通の事柄であるが，患者にとって症状のもつ意味まで理解しての治療が望まれよう。

生活条件に恵まれない事例も多く，その場合はあらゆる社会的支援を総動員して対応することになる。障害年金や生活保護の受給による生活の安定を積極的に進めることが，犯罪・非行を防ぐことにつながることになる。こうした福祉面との連携もまだまだ不十分であると感じさせられることが多い。

c. 医療少年院での処遇と治療

触法行為をおかした統合失調症の少年で，保護環境に問題があり治療の継続が見込めない場合や矯正教育が必要と判断された場合は，医療少年院に送致される。少年院は本来矯正教育の場であり，医学的治療の場ではないが，統合失調症の場合，さしあたって精神医学的治療を最優先することになる。患者の多くは発病に至るまで，あるいは発病後にも無理を重ねており，ゆっくり休むことが治療の出発である。

こうした安静の時期を経たうえで，医療少年院では急性期や一部の混乱の激しい事例を除き，できる限り他の少年と同様の処遇を試みることにしている。この点で，触法行為の後，そのまま精神科病院に措置入院する場合と処遇にかなりの相違がある。統合失調症の患者であっても，他の少年院生と同様に朝礼に参加し，陶芸や木工などの実科に参加し，学習や体育を行う。さらに法務教官が非行内容を反省するなどの矯正教育を試みる。もちろん，医療少年院ではそもそもすべて

の少年が医療の対象であるから，一般少年院とは比較にならない軽度の日課となっているが，統合失調症だからというだけで無条件に特別扱いをするということはない。

医療少年院に送致される統合失調症患者は，発病後，数年の事例がほとんどであり，法務教官が教育に手ごたえを感じる少年も少なくない。寛解期の患者あるいは症状が軽度の慢性患者には，きちんとした生活習慣を身につけ，集団生活を送り，自らの非行・犯罪を振り返る作業は，他の少年と同様の意義をもちうると考えられる。ただし，患者の病状などについて，精神科医の適切な診断と法務教官へのコンサルテーションが必要であることはいうまでもない。

統合失調症の治療は，新しい型の抗精神病薬の開発とリハビリテーションにより近年確実に前進しつつある。しかし，医療少年院に送致される統合失調症患者の多くは適切な治療が受けられなかった者が多い。また，医療少年院在院中に治療を受けて症状の改善をみても，退院後，医療から離れてしまうことが危惧される事例が多い。どの精神障害についても当てはまることだが，とりわけ統合失調症に関しては適切な治療をいかにして確保するかが決定的に重要であることを重ねて強調したい。

参考文献

1) 安藤久美子(2003)：暴力に関する欧米の司法精神医学的研究(2)，暴力のリスクアセスメントツール．犯罪学雑誌 69：220-232.
2) 井上俊宏，吉川和男，小西聖子ほか(1995)：触法精神障害者 946 例の 11 年間追跡調査(第 2 報)．犯罪学雑誌 61：207-215.
3) 井上俊宏(1996)：触法精神障害者の再犯についての多角的研究—触法精神障害者 946 例の 11 年間に亘る追跡調査の分析．犯罪学雑誌 62：161-184.
4) 井上俊宏，山上 皓(1998)：精神障害と犯罪Ⅰ，精神分裂病．臨床精神医学講座第 19 巻「司法精神医学・精神鑑定」．中山書店．
5) 片山雅文(2004)：司法精神医療における危険査定．精神医学 46：527-533.
6) Krakowski M, Volavka J, Rizer D (1986)：Psychopathology and violence；A review of the literature. Comprehensive Psychiatry 27：131-148.
7) Link BG, Stuere A (1995)：Evidence bearing on mental illness as a possible cause of violence behavior. Epidemiology Reviews 17：172-181.
8) Niehoff D (1998)：The Biology of Violence. The free press.
9) 岡田幸之，安藤久美子(2003)：暴力に関する欧米の司法精神医学的研究(1)，暴力のリスクファクター．犯罪学雑誌 69：181-201.
10) Taylor PJ (2003)：Forensic Psychiatry Practice in UK. 山崎恵子(訳)：英国にお

ける司法精神医学の実践．犯罪学雑誌 69(2)：53-72．
11) Swanson JW, Holzer CE, Ganju VK et al (1998)：Violence and psychiatric disorder in the community. Hospital and Community Psychiatry 55：393-401.
12) Swartz MS, Swanson JW, Hiday VA et al (1998)：Violence and severe mental illness；The effects of substance abuse and nonadherence to medication. Am J of Psychiatry 155：226-231.
13) 山上　皓 (1992)：精神分裂病と犯罪．金剛出版．
14) 山上　皓 (1994)：精神障害と犯罪．精神医学 36：786-797．
15) 山上　皓，小西聖子，吉川和男ほか (1995)：触法障害者 946 例の 11 年間追跡調査 (第 1 報) ―再犯事件 487 件の概要．犯罪学雑誌 61：201-206．

B. 気分障害

1. 概念

　気分障害は躁とうつの気分変動を主徴とする障害の総称である。躁病相とうつ病相を有する双極性障害と，うつ病相だけをもつ単極性障害とに大別される。かつては統合失調症とともに内因性精神病に分類されていたが，近年は特に単極性うつ病について，内因（素因）だけでなくストレス因が重視されるようになっている。これは軽症うつ病が精神医学的治療の対象として取り上げられていることとも関連しているであろう。
　気分障害と非行・犯罪との関係については，本邦ではいくつかの先行研究があり，うつ病相での犯罪に殺人などの重大なものがみられること，躁病での犯罪には粗暴犯罪が多いことなどが指摘されてきた[5, 11, 23]。ただし，これらはすべて成人を対象とした研究である。野村ら[12, 13]は医療少年院に収容された双極性障害と診断された非行少年の類型化を試み，治療指針との関連を考察した。英語圏では，行為障害と気分障害の関連が取り上げられており[9, 19]，両者の関連ないしは併発 comorbidity が指摘されている。
　医療少年院では，非行と気分障害が密に関連していると思われる事例にしばしば遭遇する。そして，パーソナリティ障害（行為障害）など性格（人格）や教育の問題として扱われてきた事例のなかに，気分障害の診断に基づく精神医学的治療によってその非行性が顕著な改善を示す例がみられることを経験する。とりわけ，人格形成の途上にあり，気分変動が激しい児童思春期を対象とする場合，気分障害の診断は極めて重要である。思春期・青年期の双極性障害は成人とほぼ同

等の比率でみられるとされており，決して稀な病態ではない[10]。わが国でも子どものうつ病についての関心が高まっているが[2]，少年の逸脱行動や不適応と気分障害との関連でアセスメントを行うことの重要性はもっと注目されてよいと思われる。

2. 事例と解説

気分障害は，躁病相とうつ病相のそれぞれで精神症状の影響により非行が行われることがありうる。

はじめに，躁状態でさまざまな逸脱行動がみられた事例を紹介する。軽躁状態は注意して観察しないと，専門家でも見逃すことがありうる。

事例35　双極性障害発病後の非行（14歳，女子）

会社員の父と専業主婦の母のもとで生育した。どちらかといえば内気で引っ込み思案な性格だったらしい。中学入学まで生活歴で特に問題になることはなかった。中学1年の3学期に，いじめを受けたのをきっかけに不登校になった。中学2年生になっても登校せず，自宅にこもっていたが，夏休みに入ったころから急に元気になり，自分から友人に連絡をとって遊びに出かけるようになった。はじめ両親は元気になってきたと喜んでいたが，やがて夜遅くまで帰ってこなくなり，服装や化粧が急に派手になってきたため厳しく叱責した。すると，これまで親に反抗したことのなかった本人が強く反発し，そのまま無断外泊してしまった。数日後，深夜に繁華街を徘徊しているところを警察に補導され，自宅に連れ戻されたが，その足で自宅を出てしまった。そのまま家族との連絡が切れてしまったため，家族が捜索願いを出した。1週間後，警察に補導されたときには覚せい剤を所持していた。少年鑑別所入所時，多弁で落ち着きなく，話題があちこちそれるとの記録がある。服装もだらしなく，所内の決まりを守れなかった。夜間もあまり眠らなかったが，つらい様子はなかった。何をやっても真剣味がなく，いつもへらへらしているという印象であった。

解説　この事例は，本人にも家庭にも非行に親和的な要因はなかった。中学1年生の途中までおとなしく穏やかな性格の少女であった。いじめをきっかけにうつ状態に陥り，夏ごろ躁病相に転じて活動的になるとともに非行が始まったようである。このころのことを振り返って，本人は「突然元気になったんですよ。突然です」と語っていた。少年鑑別所では軽躁状態が遷延していた

と推定される。医療少年院送致後，双極性障害と診断され，炭酸リチウムが投与された。比較的速やかに寛解状態になり，穏やかで折り目正しい少女になった。

うつ病では，一般に活動性が減退するため反社会的な行動が行われることは少ない。しかし，もともと非行傾向がみられる事例では，抑うつ気分や不安焦燥感を解消ないし軽減するためと理解される非行行動が生ずることがある。

事例36 うつ病を発症した非行少年（18歳，男子）

中学時代から喫煙・シンナー吸入などを始めた。非行集団との交友が始まり，しばしば学校を休むようになった。高校に進学したが，夏休みに入る前に出席日数が足りず退学になった。高校中退後は定職につかずぶらぶらしていたが，やがて暴走族に加入し，暴力団に出入りするようになった。本人によれば，17歳になったころから眠れない日が多くなり，食欲も低下，元気がなくなり，遊ぶ気持ちにもなれなくなった。覚せい剤を打つと元気になるといわれ，試してみたところ身体に力がみなぎるような感じになった。それから覚せい剤にやみつきになり，毎日のように自己注射するようになった。覚せい剤を使うと元気が出て，みんなに馬鹿にされずにすむと感じたそうである。

覚せい剤乱用を始めて約半年後，飲食店で大喧嘩をして逮捕された。警察では幻覚妄想状態で強い興奮を示した。医療少年院送致時には幻覚は消失していたが，睡眠障害・食欲低下・抑うつ気分・不安焦燥感などを認めた。将来を悲観し，自殺念慮を認めた。

解説 もともと非行をしていた少年がうつ病を発症，抑うつ気分を紛らわせるため覚せい剤乱用を重ねたと推定される事例である。薬物乱用を続ける者のなかには，少なからず抑うつ症状が認められる。

抑うつ気分を紛わせるために覚せい剤・有機溶剤・アルコール・抗うつ薬（とりわけメチルフェニデートやSSRI）・抗不安薬などが乱用の対象となる。物質乱用の背後にある抑うつ気分や不安焦燥感を見逃さないことが大切である。

また，うつ病では拡大自殺（心中）がみられる[14, 15]。これは通常，母子心中として母親の手によって行われるが，家族を対象として少年によって拡大自殺が行われた事例もある。

双極性障害では，躁病の症状とうつ病の症状が混在する躁うつ混合状態を呈す

ることがある。また，寛解期が短く，病相を短時間に繰り返す急速交代型といわれるものもある。こうした事例は，特に思春期青年期では，気分が安定せず落ち着いた生活を送ることが難しくなることがある。

事例37　躁うつ混合状態の急速交代（19歳，男子）

　幼いころに両親が離婚し，母親に引き取られて育った。本人が小学校低学年の時に母親が再婚したが，義父はアルコールを常飲し，酔ってはしばしば本人を殴った。母親はそのことに気づいていたが，見て見ぬふりをして過ごした。小学校低学年から万引を始め，高学年になると繁華街を徘徊するようになった。中学になると喧嘩や恐喝を繰り返すようになった。中学卒業後は進学も就職もせず，自宅から持ち出した金と万引や恐喝でその日暮らしの生活をしていた。すでに腕力で義父に勝るようになっており，しばしば家族を威嚇していた。飲酒，喫煙，有機溶剤乱用をした。

　本人によれば，17歳のころから気分が落ち込んで，何もする気がなくなることがあったという。始めは数日から2週間ほど休むと自然に回復したが，その間は家から出る気になれず，終日布団の中で過ごすこともあった。たえず不安でイライラした気分であった。それでも数か月すると身体が動くようになり出歩けるようにもなったが，気分がすっきりするというより，むしろイライラ感が強まったようである。その後は，数週間から数か月の周期で落ち込んで動けなくなる時期と活動できる時期とが交代したという。気持ちが落ち着いてゆったりできる時期は極めて少なかったらしい。睡眠障害が強く，食欲がないにもかかわらず，妙に気分が高揚し活動的だった時期もあった。心配した恋人に伴われて精神科を受診したが，境界性パーソナリティ障害と診断され，カウンセリングを勧められた。費用もかかるし，面倒なので，結局すぐ通院しなくなった。

　18歳の夏，ゲームセンターで遊んでいる時，居合わせた者たちと口論になり殴り合いになった。相手は大怪我をして傷害事件となり，逮捕され少年鑑別所に送致された。少年鑑別所では気分の落ち込みがひどく，食事も十分にとれない状態であった。医療少年院に送致後，気分障害の診断で治療が始められた。

解説　双極性障害で急速交代 rapid cycling および躁うつ混合状態 mixed state を示した事例である。このような事例はしばしば境界性パーソナリティ障害と診断されたり，思春期に特有の心性であると考えられたりすることがあ

る。発病前後の様子や十分な診療の機会がないと，鑑別診断が困難な場合も少なくない。

3. 診断と治療・教育

a. 診断

　気分障害の診断そのものは DSM その他の診断基準に基づいて行われる。少年非行（行為障害）と気分障害が合併している際には，以下のような理由で診断上の困難が生ずることがある。

　一つは対象が児童思春期であるため，そもそも気分の揺れが大きく，それが病的なものなのか，思春期心性に基づくものなのか，わかりにくいことがある。とりわけ家族養育環境に問題性を有する事例の場合，その気分変動が主として心理社会的な要因によるものなのか，いわゆる内因性の変動なのかを見極めるのは難しい。さらに，多くの少年は薬物乱用を行っており，これが精神症状を修飾する。少年院や鑑別所に収容されている場合，拘禁の影響も加わるため，病態がさらに複雑になり，診断がいっそう難しくなる。

　思春期・青年期の双極性障害については，次のような特徴が指摘されてきた。病相の長さが短い，病相の反復が頻回で移行が急激である，気分動揺の振幅が軽微である，躁うつ混合状態が多い，行動過多や行為心迫などの行動面の症状が目立つ，などである。さらに，幻覚や妄想などの精神病様症状や意識障害などの複雑な病像を呈しやすいことが指摘されている[1, 3, 4, 16, 17]。

　思春期・青年期はそもそも気分変動が激しい時期である。そのため双極性障害のこうした特徴が少年の思春期心性に帰されたり，性格や養育環境の問題に還元されたりしがちである。少年の家庭環境が大きな問題性をはらむ場合，少年の気分変動が生活歴に由来する性格要因として理解されがちである。

　生活史から非行を了解しようとする立場は重要であるが，そのために適切な精神医学的診断と治療がおろそかにされることがあってはならない。不幸な環境で生育し病像が複雑な症例ほど，気分障害の可能性を検討しようとする姿勢が同時に必要であることを強調しておきたい。気分障害は若年発症であるほど精神科的遺伝負因を有するという先行研究もあり[21]，薬物療法の可能性を十分検討すべきである。診断に迷う場合は，気分障害の診断を優先して治療を行うのが得策であり，気分安定薬を中心とする薬物療法をきちんと行うことを心がける。パーソナリティ障害や思春期危機などの診断のもとに安易に心理療法を試みるのは病状

を複雑化させるだけに終わりかねない。

　非行の始まりと気分障害の発症の時間的前後関係を定めることは，気分障害の症状が非行に与えた影響を評価する上で極めて重要である。気分障害の発症後に非行が始まり，治療によって非行性が改善される症例では，非行と気分障害の関係が比較的明瞭である。活動性の亢進・易刺激性・脱抑制・誇大性などの躁状態の症状が非行とつながることがあるが，軽躁エピソードについては，それを念頭において観察しないと見逃すことがありうる。

　気分障害の患者のすべてが非行化するわけではないのは，いうまでもない。若年発症の双極性障害のおよそ70％に行為障害がみられたとする研究もあるが[9]，行為障害といってもその実態は多様であり，双極性障害のうち，どのような症例が非行化するのか，非行化させる要因はどのようなものかについては，症例に即した分析が必要である。

　気分障害の発症前に非行が始まっている場合でも，発症の前後で非行内容に相違があり，発症後，非行性が強まる可能性がある。少年非行は一過性の場合が多いことを考えるならば，発症が非行性を強めたり，非行を継続させたりした可能性は十分に考慮せねばならない。気分障害が非行を導いたのではないにしても，両者がまったく無関係に併存しているともいえないであろう。こうした症例についても気分障害と非行の関係について，個別的な検討が必要である。

b．治療・教育
1）類型診断と処遇方針

　気分障害と少年非行を併せ持った症例の治療を考えるとき，精神症状が非行に与えた影響について十分検討する必要がある。気分障害の治療が必要であることは論を待たないが，どのような環境で治療処遇を行うかが違ってくる可能性があるからである。先に述べたように，双極性か単極性か，急速交代や混合状態があるか，養育環境に問題性があるか，発症と非行の始まりの前後関係などの要因を考慮することになる。

　発症後に非行が始まった少年に何よりも必要なのは十分な精神医学的治療である。少年は基本的には精神症状のために非行を行ったのであり，気分障害の治療が優先されるべきであり，原則として医療機関での治療が適切である。

　発症前から非行が始まっている事例では，気分障害の治療後も矯正教育が必要である。この場合，寛解状態となってから一般少年院へ送致される症例と最後まで医療少年院で治療教育を受ける症例とがありうる。この判断は気分障害治療の

進展の程度，非行の内容，保護環境などを勘案して総合的な見地からなされる。
　このように，類型により少年に対する処遇はきめ細かくなされるべきであって，気分障害があるのだから医療施設が適当であると決めることも，非行少年だから矯正施設が適当であると決めることもできない。いずれの類型に当てはまるかがきちんと検討されねばならず，類型診断なしに処遇方針を定めることは本来不可能である[13]。

2) 薬物療法

　医療少年院で躁病エピソードの急性期を治療する機会は少ない。亜急性期および再発予防に関しては炭酸リチウムの効果が児童思春期の患者においても確認されており[16]，われわれの臨床経験でも炭酸リチウムが著効した事例は少なくない。第一選択は炭酸リチウムであり，まず単剤での治療を試みる。この効果が不十分な場合は，カルバマゼピン，バルプロ酸ナトリウム，クロナゼパムを用いる。併用がやむをえない場合もある。
　抗うつ薬の使用に際しては，児童思春期の事例では易刺激性を亢進し，かえって不安定な気分になることがあることに留意が必要である。少年たちはしばしば「落ち込んだ」「イライラする」「ムカつく」と語る。その背景に抑うつがあるのかどうか，慎重な見極めが必要であり，抗うつ薬の安易な使用は慎むべきである。抑うつかどうかがはっきりしないのに抗うつ薬を投与することは，少年の薬物依存を助長することにもなりかねない。「イライラ」に対する抗不安薬の使用も同様である。早朝覚醒型睡眠障害，食欲低下，日内気分変動，強い抑うつや自責感などの症状が明確でない場合は，炭酸リチウムなどの気分安定薬が第一選択となる。抗うつ薬の投与は確実にうつ病と診断できる時に限ったほうが得策である。
　躁うつ混合状態や躁状態での易刺激性を鎮静するために抗精神病薬の使用が必要となる事例もある。近年使用されるようになった非定型抗精神病薬（SDA，MARTA）は双極性障害の患者の鎮静に極めて有効である。ハロペリドールやレボメプロマジンに比べ過鎮静や錐体外路症状を生ずるリスクが少なく使用しやすい。非定型抗精神病薬の登場により，薬物療法の選択肢が増えたことは間違いない。
　急速交代型についても気分安定薬が中心となる。加藤[8]は，どの時期から急速交代型になったかで第一選択薬を分けている。いずれにせよ炭酸リチウムやカルバマゼピンが治療薬の中心である。

3) 精神療法と治療教育

　精神療法的に重要であるのは，気分障害に対する理解を深めることである。それによって自分の気分変動と非行の関係に対する少年自身の理解を深めることが目標である。非行をしていたころの気分の変化をグラフ化して話し合うというのも1つの方法である。多くの少年は自分が気分障害という病気であるという事実の受容が困難であり，したがって心理教育にも困難が伴うが，地道にやっていくしかない。若年発症の気分障害は再発率が高いことが指摘されており[22]，心理教育の重要性はいくら強調してもしすぎるということはない。

　一方，養育環境要因が大きい不幸な生育歴の少年たちに対しては，薬物療法のみに頼らず，適宜時間をかけた面接を行うことが気分の安定に効果がある。一般に急速交代や躁うつ混合状態などの典型的でない経過をたどる事例では心理社会的要因を仮定して診察を進めていく。侵襲的でない丁寧な生活史の聴取は，それ自体精神療法的な意義が深い。こうした背景をもつ少年の家族に病気について理解してもらうことは重要な課題であるが，これについては努力を要することが少なくない。家族の協力をどのようにして得るかは，矯正医療ならびに教育の大きな課題である。

参考文献

1) Bowring MA, Kovacs M (1992)：Difficulties in diagnosing manic disorders among children and adolescents. J Am Acad Child Adolesc Psychiatry 31 (4)：611-614.
2) 伝田健三 (2002)：子どものうつ病．金剛出版．
3) Geller G, Luby L (1997)：Child and adolescent bipolar disorder；A review of the past 10 years. J Am Acad Child Adolesc Psychiatry 36 (9)：1168-1176.
4) McGlasham TH (1988)：Adolescent versus adult onset of mania. Am J Psychiatry 145 (2)：221-223.
5) 早川直美，影山任佐，榎本 稔 (1992)：躁うつ病者の犯罪特徴．精神医学 34 (2)：153-161.
6) Issac G (1991)：Misdiagnosed bipolar disorder in adolescents in a special educational school and treatment program. J Clin Psychiatry 53 (4)：133-136.
7) 石坂好樹 (1998)：児童期の感情障害．臨床精神医学講座第11巻「児童青年期精神障害」．301-315．中山書店．
8) 加藤忠史 (1999)：双極性障害 ― 躁うつ病の分子病理とその治療戦略．医学書院．
9) Kovacs M, Pollock M (1995)：Bipolar disorder and comorbid conduct disorder in childhood and adolescence. J Am Acad Child Adolesc Psychiatry 34 (6)：715-725.

10) Lewinsohn PM, Klein DN, Seeley JR (1995)：Bipolar disorders in a community sample of older adolescents：Prevalence, phenomenology, comorbidity and course. J Am Acad Adolesc Psychiatry 34 (4)：454-463.
11) 中田　修 (1977)：犯罪精神医学からみた躁うつ病．宮本忠雄 編：躁うつ病の精神病理 2. 281-320, 弘文堂.
12) 野村俊明，奥村雄介，青島多津子 (1999)：躁状態で非行を重ねた少女の 1 例．犯罪学雑誌 65 (2)：61-65.
13) 野村俊明，奥村雄介，西松能子ら (2000)：双極性障害と少年非行の関係についての研究．犯罪学雑誌 66 (1)：21-29.
14) 奥村雄介 (1990)：拡大自殺を行なった女性例 3 例について（うつ病と拡大自殺—その精神医学的考察）．犯罪学雑誌 56：281-290.
15) Okumura Y, Kraus A (1996)：Twelve patients with extended suicide-psychology, personality, motivation, previous history and psychological conflict environment. Forschr Neurol Psychiatry 64 (5)：184-191.
16) 本城秀次 (1994)：児童期の気分障害．精神科治療学 9 (6)：721-727.
17) 大井正巳 (1978)：若年者のうつ状態に関する臨床的研究．精神神経学雑誌 80 (8)：431-469.
18) 大井正巳 (1992)：児童期の双極性障害．精神科治療学 7 (9)：967-973.
19) Reich J (1985)：The relationship between antisocial behavior and affective illness. Comprehensive Psychiatry 26 (3)：296-303.
20) Srinath S, Janardhan Reddy YC, Girimaji SP et al (1998)：A prospective study of bipolar disorder in children and adolescents from India. Acta Psychiatr Scand 98：437-442.
21) Strober M (1992)：Relevance of early age-of-onset in genetic studies of bipolar affective disorder. J Am Acad Child Adolesc Psychiatry 31 (4)：606-610.
22) Strober M, Schmidt-Lackner S, Freeman R et al (1995)：Recovery and relapse in adolescents with bipolar affective illness：a five-year naturalistic, prospective follow-up. J Am Acad Child Adolesc Psychiatry 34 (6)：724-731.
23) 山上　晧 (1990)：躁うつ病と犯罪．大熊輝雄 編：躁うつ病の臨床と理論, 397-410, 医学書院.

III. 薬物乱用と薬物起因性精神障害

　ここで扱うのは，覚せい剤や有機溶剤（シンナー）をはじめとする薬物乱用と，その結果生じた精神障害である。このテーマは依存や嗜癖という心理学的，医学的な問題と薬物起因性精神障害の診断と治療という2つの面を持っている。

　はじめに用語の整理をしておく。「依存」とは一般にある対象に頼ってしまい，そのために自分の感情や思考が制限を受ける状態をいう。薬物依存は薬物を絶えず求めずにはいられない精神的，身体的状態である。薬物依存には身体依存と精神依存がある。近年，両者を区別しない考え方もあるが，臨床的な有効性を失っていない概念だと思われるので，本書では身体依存，精神依存という語を使用する。身体依存は身体が薬物摂取なしに安定を保てない状態で，中断や急激な減量により禁断症状（退薬症状・離脱症状）が出現することで確認される。精神依存は，その薬物を反復的に摂取せずにはいられない衝動が強く，それなしには我慢できないという状態である。

　乱用されることのある薬物とそのため生ずる症状などを**表6**に示した。

　薬物中毒には，その薬物が体内摂取された際に精神身体症状が生じる急性中毒と，長期間乱用した結果，慢性的に精神身体症状を呈する慢性中毒とがある。かつて中毒という言葉は依存と同様の意味で使われたが，中毒には，精神的に「やめられない」という精神依存や，中止により禁断症状が出現する身体依存の意味は本来含まれていない。現在，中毒という語は急性中毒状態以外はあまり使用されず，依存という語が用いられることが多い。

　わが国では，乱用のため精神医学治療の対象となる主な薬物はアルコール，覚せい剤，有機溶剤（シンナー）である。近年はコカインやマリファナなども流入量が増加しつつあり，MDMAなどの合成化合物の乱用も懸念されているが，現在のところ少年少女については覚せい剤と有機溶剤（シンナー）の乱用が中心である。そこでこの両者についてまず述べ，次いでその他の薬物の乱用についてまとめて記述する。

表6　精神作用物質の心身に及ぼす作用の特徴
（平成10年度厚生科学研究費補助金（医薬安全総合研究事業），薬物乱用・依存などの疫学的研究および中毒性精神病患者などに対する適切な医療のあり方についての研究班版）

中枢作用	薬物のタイプ	精神依存	身体依存	耐性	催幻覚	乱用時の主な症状	離脱時の主な症状	精神毒性	分類※1
抑制	あへん類（ヘロイン，モルヒネなど）	+++	+++	+++	−	鎮痛，縮瞳，便秘，呼吸抑制，血圧低下，傾眠	瞳孔散大，流涙，鼻漏，嘔吐，腹痛，下痢，焦燥，苦悶	−	麻薬
	バルビツール類	++	++	++	−	鎮静，催眠，麻酔，運動失調，尿失禁	不眠，振戦，けいれん発作，せん妄	−	向精神薬
	アルコール	++	++	++	−	酩酊，脱抑制，運動失調，尿失禁	発汗，不眠，抑うつ，振戦，吐気，嘔吐，けいれん発作，せん妄	+	その他
	ベンゾジアゼピン類（トリアゾラムなど）	+	+	+	−	鎮静，催眠，運動失調	不安，不眠，振戦，けいれん発作，せん妄	−	向精神薬
	有機溶剤（トルエン，シンナー，接着剤など）	+	±	+	+	酩酊，脱抑制，運動失調	不安，焦燥，不眠，振戦	++	毒物劇物
	大麻（マリファナ，ハッシシなど）	+	±	−	++	眼球充血，感覚変容，情動の変化	不安，焦燥，不眠，振戦	+	大麻
興奮	コカイン	+++	−	−	−	瞳孔散大，血圧上昇，興奮，けいれん発作，不眠，食欲低下	※2 脱力，抑うつ，焦燥，過眠，食欲亢進	++	麻薬
	アンフェタミン類（メタンフェタミン，MDMAなど）	+++	−	+	−※3	瞳孔散大，血圧上昇，興奮，不眠，食欲低下	※2 脱力，抑うつ，焦燥，過眠，食欲亢進	+++	覚せい剤※4
	LSD	+	−	+	+++	瞳孔散大，感覚変容	不詳	±	麻薬
	ニコチン（たばこ）	++	±	++※5	−	鎮静あるいは発揚，食欲低下	不安，焦燥，集中困難，食欲亢進	−	その他

注）精神毒性：精神病を引き起こす作用
　　せん妄：不安，不眠，幻視，幻聴，精神運動興奮
　　※1：法律上の分類
　　※2：離脱症状とはいわず，反跳現象という．
　　※3：MDMAでは催幻覚+
　　※4：MDMAは法律上は麻薬
　　※5：主として急性耐性
　　+−：有無および相対的な強さを表す．ただし，各薬物の有害性は，上記の+−のみで評価されるわけではなく，結果として個人の社会生活および社会全体に及ぼす影響の大きさも含めて，総合的に評価される．

（和田　清（2000）：依存性薬物と乱用・依存・中毒．星和書店，より）

A. 覚せい剤乱用

1. 覚せい剤乱用の現状

　日本における覚せい剤乱用は，現在第3のピークを迎えているとされる（図1）。

　第1期は，第二次世界大戦後に軍事用につくられた覚せい剤（ヒロポン）が市場に大量流出した結果，引き起こされた大流行である。学生・運転手などの幅広い層に流行し，社会問題化した。そのため1951年，覚せい剤取締法が成立し，以降乱用件数は急速に減少した。

　第2期は，1970年前後に始まり80年代半ばまでなだらかに増加した流行期である。取締法の成立で年間1,000人以下になっていた検挙人員が84年には24,000人まで増加した。この間に乱用された覚せい剤は密輸や密造によるものがほとんどで，暴力団関係を介して流通したとされる。乱用者も暴力団周辺の中年男性が多かったようである。

　第3期は1990年代後半から現在に至る時期で，検挙人員が再び増加傾向にあ

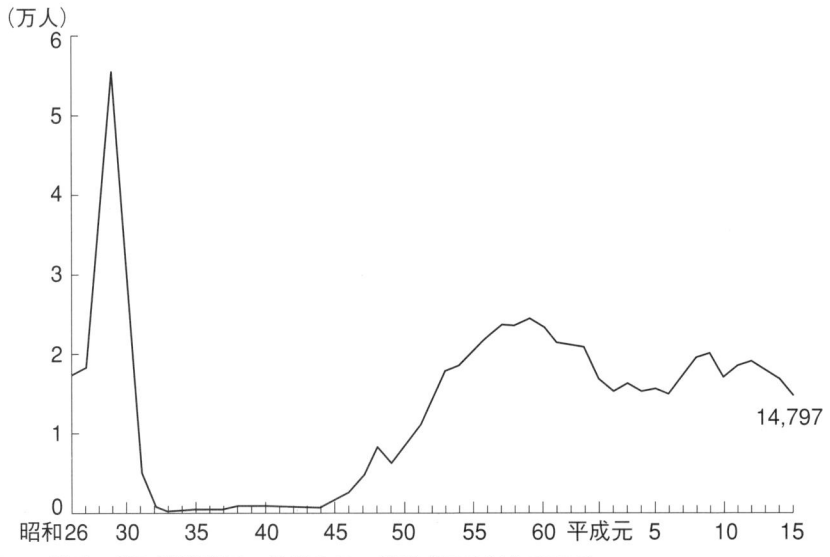

図1　覚せい剤取締法違反の検挙人員の推移（犯罪白書2004）
注1）厚生労働省医薬食品局，警察庁および海上保安庁警備救難部の資料による。
　2）覚せい剤に係る麻薬特例法違反の検挙人員を含む。

る。この期の特徴は乱用者の若年齢化で，平成15（2003）年度版犯罪白書は20代および30代の検挙人員の増加を指摘している[8]。

ただし，この第3の流行期については，今後も検挙数が増加していくのか，1970年以降の流行が継続していると考えるのが適切なのか，議論の分かれるところである。警察による検挙人員は，取り締まり体制や他の社会的事件との関連で増減する傾向がある。したがって，覚せい剤乱用の社会的動向に関して客観的な議論をするにはデータが不足していることは否めない。しかし，われわれ少年非行の臨床に携わる者は，覚せい剤の入手が実に容易であること，少年少女が覚せい剤乱用に対して強い抵抗を持っていないことを実感している。乱用の裾野はかなり広いのではないかと思われる。

2. 覚せい剤乱用と非行・犯罪

覚せい剤は，覚せい剤取締法によって所持や使用が禁じられている薬物である。したがって，覚せい剤の乱用は，それ自体が非行であり犯罪である。乱用に至る経緯はさまざまであるが，多くはすでに非行歴があり，非行仲間や暴力団関係者から勧められて乱用が始まる。喫煙や飲酒の経験があり，有機溶剤などの乱用を経て覚せい剤乱用に至る例が多い。しかし，それまで目立った非行歴がない少年少女が「好奇心から」突然覚せい剤乱用を始めることもある。これには入手が容易になっていること，一般に薬物への心理的抵抗が少なくなっていることなどが関係していると推測される。しかし，覚せい剤は非合法薬物であり，価格も高いため，継続的に入手するために暴力団との関係が密になっていき，売春が常習化することになりかねない。こうして，覚せい剤乱用は依存を介して非行性を強めていく入り口になっている。

a. 突然覚せい剤乱用を始める場合

近年，話題になることの1つに，それまで非行とまったく縁のなかった少年少女が，周囲からみると突然，違法行為である覚せい剤乱用を行うことがある。

事例38　優等生の突然の覚せい剤乱用（17歳，男子）

父は大手企業の管理職，母は専業主婦。中学まではスポーツ万能で，友人も多く，生徒会の役員を務めた。高校受験で失敗し，望まぬ高校に進学した。登校はしていたが，夕方ゲームセンターなどで遊ぶうち知り合った年長の友人か

ら覚せい剤を勧められた。はじめはためらいを感じたが，やがて「好奇心に負け」覚せい剤を注射した。全身が熱くなり，特に快感を覚えたわけではないが，いいようのない興奮を感じた。ひとたび乱用してしまうと，その後は抵抗感もなくなり，注射を打つ回数が増えていった。この間も登校はしており，家族は気がつかなかった。ある時，帰宅した父親が自室で壁に向かって独語している少年を発見し，急いで精神科を受診させた。そこで精神科医から注射痕を指摘され，覚せい剤乱用の可能性を示唆された。自分の子どもが覚せい剤を乱用しているとは想像もできなかった両親は驚愕した。

解説 それまで非行歴がなかった少年が覚せい剤乱用を行った事例である。第一志望の高校受験に失敗したことが契機になっているが，特に目立った生活の乱れや非行があったわけではない。しかし，たまたま知り合った遊び仲間の誘いにのって覚せい剤乱用が始まっている。

b．乱用を契機に非行性を強めていく場合

　覚せい剤乱用が暴力団との付き合いにつながり，非行性を深めていく例も少なくない。とりわけ女子少年の場合，売春に結びつく結果になることがある。男子少年では，自身が乱用する費用の捻出のため覚せい剤を売りさばく，いわゆる売人（ばいにん）になっていくことがある。いずれにせよ非行性を強めることにつながっていく。

事例39　軽い遊びから売春の常習化へ（17歳，女子）

　高校進学後，「毎日がつまらない」ので好奇心からテレクラで遊ぶようになった。電話で話した相手とデートをしてお金をもらうようになった。ある時，一緒にホテルに行った男性から「気持ちよくなるから」と勧められ注射を打った。それが覚せい剤だと，あとで教えられた。その男性とはその後もしばしば会うようになったが，毎回覚せい剤を注射した。やがて注射なしには物足りないようになり，連日注射をしないといられなくなった。注射が切れると妙にイライラし，強い不安を感じることもあった。注射はただではできないので，積極的に売春をしてお金を稼ぐ必要がでてきた。高校を中退し，本格的に水商売を始めた。両親は途中から変化に気づいたが，その時には何を言っても言うことを聞かず，やがて家を出てしまった。

解説 軽い気持ちから「テレクラ遊び」を始め，そこで覚せい剤を注射されて依存に至った事例である。はじめは高校生活を送りながら退屈しのぎに隠れて「テレクラ遊び」をしていたが，覚せい剤依存によってそれまでの生活が一変した。

乱用開始後は発覚を恐れて学校関係の友人とのつきあいをやめ，覚せい剤を打つ仲間とだけ交わる生活になることが多い。非合法薬物である覚せい剤の乱用により，対人関係が大きく変化するのが通例である。

事例 40　有機溶剤乱用から覚せい剤乱用へ（16 歳，男子）

幼稚園時代からおとなしく目立たない子どもで，友だちも少なかった。小学校高学年の時に級友のいじめの対象になり，登校を渋るようになった。中学も登校したり休んだりを繰り返していた。中学 2 年から有機溶剤乱用を始めた。以来，有機溶剤を乱用する仲間との付き合いが増え，日中から先輩の家に行って，有機溶剤を吸うようになった。中学卒業後も仕事をせず，自宅でぶらぶらして過ごした。やがて先輩の 1 人から覚せい剤を勧められ乱用を開始した。そのころから徒党を組んで繁華街を歩く姿が見受けられるようになった。

小学生または中学生でシンナーやボンドの乱用を覚え，それがもとで非行集団との結びつきができ，やがて覚せい剤乱用に至る例も少なくない。こうした事例の多くは，家庭や学校で居場所がない者が，現実逃避のために乱用を開始している。はじめ集団で乱用していても，やがて個人で吸入するようになり，反社会的行為に及んだり，覚せい剤との複合乱用につながったりする。

3. 覚せい剤乱用と精神症状

覚せい剤はさまざまな精神症状を誘発する薬物である。覚せい剤乱用時に幻覚や妄想などの統合失調症類似の精神症状がみられることはよく知られており，統合失調症の病因を研究する手がかりとしても注目されてきた。臨床的にも，覚せい剤精神病と統合失調症の鑑別診断は，予後や治療計画を考える上で重要である。しかし，これは中長期的な臨床的重要性であり，幻覚や妄想が活発な段階で鑑別診断を急ぐ必要性はない。慎重に経過観察しながら情報を整理していくほうが得策である。覚せい剤による精神症状や病型分類については，これまで幾つかのまとまった研究があり，症状や経過からさまざまな分類がなされている。代表

表7 覚せい剤精神疾患の類型

A. 覚せい剤急性中毒
　　覚せい剤の使用後1時間以内に出現する中枢神経系の異常興奮による精神神経症状，交感神経刺激作用などによる身体的中毒症状，さらに薬効の消褪に伴って出現し数日間持続する反跳現象などからなる。
　　ときに意識障害と激しい精神運動性興奮を主とする急性症候群の発現をみる。
B. 覚せい剤依存症
　　覚せい剤依存徴候および関連した精神身体症状を有するが，明確な幻覚妄想を伴わない状態である。
C. 覚せい剤精神病
　　覚せい剤依存徴候を有するか，または有していたものに生じた幻覚妄想状態を主とする精神病状態である。休薬後には，以下の経過類型を示す。
　　① 早期消褪型：休薬後1か月以内に症状が消褪するもの
　　② 遷延持続型：休薬後も1か月以上にわたって症状が持続するもの。なかには6か月以上の長期にわたって症状の小康と増悪を繰り返すものなどがある。
　　なお，かつて依存徴候があったが，現在はこれが認められない残遺症候群として，以下のものが分類される。
　　① 持続型精神病状態
　　② 自然再燃型精神病
　　③ 不安神経症様状態あるいは身体的不定愁訴
　　④ 幻覚妄想状態の再燃しやすさ（生物学的レベル）
　　⑤ 人格変化*

　　　＊人格変化——覚せい剤依存者のあるものには，意欲欠如性・軽佻浮薄性・情動不安定性・爆発性・敏感性などの人格的偏りが，乱用前からすでに元来の人格的傾向としてある程度認められ，覚せい剤の使用によって増強し，修飾され，さらに廃薬後にも残遺することがある。
　　　　しかし，この人格変化は，他の疾患（アルコール等薬物依存症・脳器質性精神疾患など）にも認められ，覚せい剤精神疾患に特異的とはいえない。

　　覚せい剤精神疾患にみられる精神病状態の再燃現象は，次のように分類される。
　　① 薬物による再燃：覚せい剤および他の依存性薬物（アルコール・有機溶剤など）の使用による再燃。
　　② 自然再燃：依存性薬物の使用によらない非特異的刺激による再燃（コンタクトハイを含む）。

（加藤伸勝（1992）：覚醒剤中毒の病態―昔と今．精神医学34：(8)：833-838，より）

的なものを表7に示す。

覚せい剤乱用による精神障害は，乱用中急性に精神症状を呈する場合と，乱用後に後遺症として精神症状が慢性化する場合とに大別される。

a. 急性に精神症状を示す例

近年，覚せい剤は吸入されることも多いが，純度の高い覚せい剤を水に溶いたものを静脈注射するという方法が一般的である。このため覚せい剤の血中濃度が急激に上昇し，中毒症状を示すことがある。頻脈・血圧上昇・発汗・頭痛・嘔吐・瞳孔散大などがしばしばみられる身体症状である。軽い意識障害（意識混濁）を認める事例もある。幻覚や被害妄想が急性に出現し，強い精神運動興奮を示す事例もある。

事例41　覚せい剤による急性精神病状態（17歳，女子）

友人に誘われて覚せい剤乱用を開始。1回目の注射で気分が悪くなり，その後は気乗りしなかったが，誘いを断りきれず続けて乱用した。5回目の乱用時，急に「気持ちがふわっとして」，同時に強い不安を感じ，隣にいた友人の顔が歪んで見えた。壁に怖い顔が浮かんで見え，さらに「殺すぞ」という声が聞こえてきた。このままでは殺されるという強い恐怖に支配され，急いで部屋を走り出た。外に出てもまだ誰かが追いかけてくるような気がして恐ろしかった。周りがみな敵に見えた。逃げようがないと感じ，その場にうずくまったが，「殺すぞ」「皆殺しだ」などという声がついてきて，どうしようもなかった。路上で頭を抱えてうずくまる異様な姿をみた通行人が警察に通報し保護された。

解説　覚せい剤乱用中に急性幻覚妄想状態になった事例である。最初の乱用から違和感が強かったが，乱用を続けるうちに急性症状を呈している。不安・緊張が出現し，やがて人の顔が歪んで見える，壁に顔が浮かんで見えるなどの幻視ないし錯視が出現した。さらに「殺す」という幻聴も体験している。幻聴や強い不安・緊張と並行して，周囲が自分を狙っているという被害妄想に支配された行動をとっている。

こうした急性症状は，通常覚せい剤乱用後，時間がたち血中濃度が低下するに従い軽快する。症状の消失までに要する時間は乱用量と個人差によりさまざまであるが，症状が慢性化していない場合，1週間以内で軽快する例がほとんどであり，一晩眠るとよくなる例もある。しかし，幻覚や妄想は消退しても，気分変動

や易刺激性が数日から数週間残る事例もある。

b. 精神症状が慢性化する例

乱用開始後しばらくは目立った精神症状がなく，あっても乱用を中止すれば消退していたものが，長期にわたる乱用の結果，慢性的に精神症状を呈する場合がある。

事例42　覚せい剤乱用による精神症状の慢性化（19歳，男子）

　10代初めから有機溶剤乱用を開始。15歳ごろから覚せい剤を乱用するようになった。多い時はほぼ毎日注射した。16歳で少年院に入所。出院後，1か月後に再び覚せい剤乱用で逮捕され，少年院送致となった。結局19歳までに3回，約2年6か月を少年院で生活した。少年院を出るとすぐ乱用するという繰り返しであった。18歳になったころから，イライラして落ち着かないことが多くなった。通行人が自分をじっと見ているような気がして腹がたったり，他人の会話が自分の悪口を言っているように感じられて不愉快な気分になったりした。はじめは我慢していたが，やがて相手が自分に喧嘩を売っているように思われ，「何か言いたいならはっきり言え」と急に怒鳴って周囲から驚かれたりした。通路で少し身体が触れたと怒って殴りかかったこともあった。睡眠障害に悩まされ，飲酒したり睡眠薬を入手して飲むこともあった。疲れたり，嫌なことがあったりすると，部屋の壁や天井に虫が這っていたり，小人が踊っていたりするのが見えることがあった。こうした状態は覚せい剤を打つと少し軽くなったが，完全によくなることはなく，いつも不快な気分に悩まされることになった。

解説　覚せい剤乱用による精神障害が慢性化した状態である。いったん精神症状が慢性化すると患者は持続的な不安焦燥感，被害感，睡眠障害，フラッシュバックなどに悩む。時間がたてば症状は軽快するにしても，完全に消失しないことも少なくない。

　精神症状を抑えるために抗精神病薬の投与を含む長期の精神科治療を要することも多い。患者はこうした苦しみから逃れるために，覚せい剤乱用を再開したり，向精神薬やアルコールに依存したりすることがある。

　覚せい剤乱用により精神症状を呈する可能性は，乱用量に関係するといわれている。乱用する期間が長ければ長いほど，また1回あたりの乱用量が多いほど精

神症状が発現しやすくなる。しかし個人差もあり，1回の乱用で急性幻覚妄想状態になる事例もあれば，相当量の乱用にもかかわらず，精神病状態にならない事例もある。

c. 乱用による人格変化

長期に渡る乱用の結果，幻覚や妄想などの精神病症状だけでなく，統合失調症の残遺状態に似た人格変化を認める例がある。10代でこうした変化を示す例は決して多くないが，意欲が低下し，生き生きとした感情が失われていく例がみられる。統合失調症との鑑別がしばしば困難であり，確定診断しにくい事例もある。

4. 診断と治療・教育

a. 診断

幻覚や妄想などの陽性症状を認める場合，覚せい剤を含む薬物起因性の精神障害を一応疑うことが必要である。疑って診察しない限り，本人から自発的に乱用歴が聴取できることは稀である。その反面，診断と治療のために必要であることを説明すると，率直に乱用の事実を話す患者もいる。無論，あくまで乱用歴を否定する患者もいる。

覚せい剤乱用による精神症状はさまざまであり，特異的な症状はないといってよい。何らかの精神症状があり，乱用歴が確認できれば薬物起因性精神障害の診断を考慮する。乱用後数時間であれば尿検査が最も確実な所見であるが，注射痕の確認や家族の話なども重要な情報源である。診断上最も重要なのは，統合失調症との鑑別である。鑑別診断の要点を**表8**に示す。

長期の乱用をしている症例の中には鑑別が困難な例も少なくない。また，統合失調症患者が覚せい剤乱用を始める例，逆に乱用していた者が統合失調症を発病する場合も当然ありうる。このような場合は，2つの診断を併記することになる。

b. 治療・教育

1) 急性期および亜急性期の治療

乱用直後に幻覚妄想状態や精神運動興奮を示した場合は，統合失調症の急性期に準じた治療を行う。十分量の抗精神病薬を投与し，安静をはかる。経口摂取が不能であれば補液を行う。覚せい剤乱用が継続していた場合，患者は脱水や栄養障害をきたしている可能性が高いので，身体管理に注意が必要である。精神症状が急速に治まっていく例では，短期間に投薬量が過剰となることがあり，嚥下障害などの副作用が急激に出現する可能性もあることに留意する。

表8 覚せい剤精神病と統合失調症との鑑別診断

	覚せい剤精神病	統合失調症
覚せい剤の乱用歴	あり	なし
注射痕	多い	ない
他の薬物依存	多い	少ない
反社会的生活史 （前科, 非行, 暴力団関係）	多い	少ない
病前性格	反社会的（精神病質）	非社会的（分裂気質）
病像		
意識混濁	まれにあり	なし
幻視	多い	少ない
猜疑的傾向	著明	あり
妄想的意味づけ	活発	あり
妄想内容	現実不安と関係	非現実的, 唐突
作為体験	おもに被影響体験	狭義の作為体験
自我障害	一過性	持続性
感情鈍麻	まれ	あり
疎通性	保持	障害
対人反応	良好	不関性, 自閉
経過	注射後の時間経過とともに軽快, 過去の異常体験への自己違和性態度を示す。	多くは持続性, 進行性
予後	依存は難治（反社会的行動）	人格荒廃（社会からのひきこもり）

（佐藤光源，松本和紀（1993）：覚せい剤依存．佐藤光源，福井　進編：薬物依存．世界保健通信社，より）

　すでに精神症状が慢性化している事例や急性症状出現後1か月たっても軽快しない事例では，投薬内容の変更とともに症状を遷延させている要因を検討する。睡眠障害や身体疾患などとともに，心理社会的な要因も検討すべきである。矯正施設での治療が続いている場合は拘禁反応も考慮する。心理的に負荷となっている要因が症状の遷延に関係している例もある。

　医療少年院では通常1年間は社会からの隔離が行われ，徐々に症状が軽快していく。筆者らの経験では，入院後約6か月は残遺症状がみられるが，それ以降は徐々に軽快することが多い。ただし，1年以上経っても被害念慮が抜けきらず，少量の抗精神病薬の継続投与が必要となる事例がある。こうした事例はむしろ投薬を継続して外来治療につなげる方向で話し合っている。精神科通院を続けることが，乱用再開の抑止力となることを期待するからである。

2) 医療少年院での治療・教育

　急性期を脱し，精神症状が消失した事例では乱用防止のための教育が行われる。これには2つの柱がある。1つは依存・嗜癖の克服であり，他は非行そのものの矯正教育である。

　乱用後，何らかの精神症状を呈した事例では，次回の乱用で症状の再発をみることはほぼ確実である。精神症状の発現と薬物乱用の因果関係を理解させることが必要である。乱用の継続により精神的に荒廃をきたす可能性のあることを徹底的に話し合う。ビデオなどの視覚教材も有効である。

　依存や嗜癖に対しては，その心理に焦点をあてた理解と対応が必要とされる。薬物依存の少年は一般に自己評価・自尊感情が低く，孤独感に悩んでいることが多い。法務教官や医師がこうした面を理解することが大切であろう。また，アルコール依存の治療と同様，覚せい剤依存もグループワークが有用と考えられる[1,7]。矯正施設での教育や医療の枠内でも少しずつ試みられているが，今後さらに積極的に導入が検討されてよいと思われる。この際，個人的な生活歴などを少年どうしで話し合わないという少年院での原則と，率直な話し合いをどう実現するかという両面の調整が問題となろう。薬物依存をしている者は，通常依存を否認しており，「いつでもやめられる」と考えている者が多い。しかし，実は依存からの脱却が困難であることは，再犯率の高さが証明している。まずは，否認を克服し，自分が薬物に依存していることを認めることが第一歩である。少なくとも依存を認めない限り，ダルクなどの自助組織や医療機関での治療継続はありえない[4,6]。依存克服の全過程を少年院での治療教育だけで担うのは難しいことも多い。まずは「自分が依存している」という現実を認められるようになることが矯正施設の役割であると考えている。なお，覚せい剤依存者の犯罪は，慢性化した状態で多いという指摘もあり，いかにして慢性化を防ぐかはあらゆる点で重要である。

　覚せい剤を入手しやすい環境から離れることも重要である。暴力団関係者との交流から離れるために，一定期間の隔離が必要となることもある。出院後に住居を変える事例もある。本人の決意とともに家族の協力が不可欠である。

　また，いきなり乱用を始めるものが注目されるとはいえ，多くは喫煙・飲酒から有機溶剤や覚せい剤の乱用に至る。少年の喫煙や飲酒を軽視しないことも大切であろう。

参考文献

1) Cooper DE (1987): The role of group psychotherapy in the treatment of substance abuse. Am J Psychiatry 16:55-67.
2) 影山任佐 (1994): 覚せい剤依存と犯罪. 臨床精神医学 23(6):563-573.
3) 加藤伸勝 (1992): 覚醒剤中毒の病態―昔と今. 精神医学 34(8):833-838.
4) 近藤恒夫 (2000): 薬物依存を越えて. 海拓社.
5) 福井 進, 小沼杏坪 編 (1996): 薬物依存症ハンドブック. 金剛出版.
6) 村上 優, 比江島誠人, 杜 岳文, 他 (2001): 心に鍵をかける―自助グループとの連携による治療. 精神医学 43(5):485-491.
7) 野村俊明, 松本聡子 (2003): 覚せい剤依存青年を対象とするグループワークの効果に関する研究. 平成14年度安田生命事業団論集.
8) 法務総合研究所: 平成15年度版犯罪白書.
9) 佐藤光源, 松本和紀 (1993): 覚せい剤依存. 佐藤光源, 福井 進 編: 薬物依存. 世界保健通信社.
10) 妹尾栄一, 佐藤親次, 森田展彰 (1995): 中学生の薬物乱用. 臨床精神医学 24(11):1393-1399.
11) 柳田知司, 逸見武光 編 (1993): 覚せい剤依存症 (第2版). 中外医学社.
12) 和田 清 (2000): 依存性薬物と乱用・依存・中毒. 星和書店.

B. 有機溶剤乱用

　有機溶剤乱用は1960年代初頭から米国の青少年に流行しはじめ, 本邦でも1960年代後半から乱用が目立ちはじめた. 1973年の毒物劇物取締法の成立により, 一時的に減少したものの, 再び増加に転じている. その後, 1982年をピークに検挙者数は減少したが, 乱用はあとを絶たない. 医療少年院に送致されてくる少年のなかで, 有機溶剤乱用の経験のない者はむしろ少数である.

1. 有機溶剤乱用と非行・犯罪

　今日, 有機溶剤は主として駅前の路上で売買される. 特に大都市では入手が極めて容易である. 有機溶剤は法律により乱用が禁止されている物質であるが, 覚せい剤よりも低い年齢で乱用が始まることが多い. 有機溶剤の乱用から覚せい剤乱用への移行はしばしばみられるが, 逆方向の移行は極めて稀である.
　有機溶剤乱用は頻度や形態, 依存の程度などにより, いくつかの類型に分けられる. 単に好奇心からたまに乱用する事例, 非行集団で仲間意識を確認するために集団吸入する事例, 精神依存をきたして強迫的吸入を行う事例などがある.

a. 好奇心からの機会的乱用

　有機溶剤は入手が容易であるため，薬物使用に対する心理的閾値の低い少年は，単なる遊び心や好奇心から乱用を始めることがある。ほとんどは集団での乱用であり，誘われると，さほど抵抗なく乱用を開始する。1960年から70年代にかけては，有機溶剤乱用をする少年は背景に家庭の問題や学校での不適応が認められることが多かったようだが，1980年前後からそうした背景に関係なく，単に「好奇心」や「遊び心」から乱用するものが少なくないことが指摘されている[1]。

　これらの事例は，一時的な乱用にとどまる群と継続的に乱用し習慣化する群とに分かれていく。これには養育環境，非行集団との親和性，非行集団の圧力の程度，学校への適応の良否，友人の多寡，本人の体質など，複雑な要因が絡んでいる。

b. 非行集団での乱用

　有機溶剤乱用は非行集団の仲間意識を確認するための手段でもある。暴走族や集団で窃盗や恐喝を連続的に行う集団は，しばしば仲間内で有機溶剤乱用を行なっている。本人自身は有機溶剤乱用に気乗りしなくても，集団内で抵抗することは難しい。医療少年院に入院後，乱用について振り返り，「本当は嫌でしかたなかった」と語る少年も少なくない。

　反社会的行動には至らないが，仲間で学校を休んでたむろするうち有機溶剤を乱用するようになる場合も多い。非行集団との交流が持続しなければ機会乱用で終わる者が多いが，なかには依存を深めていく者が出てくる。

c. 依存型の乱用

　一部は精神依存を形成し，単独で強迫的乱用を行う。有機溶剤はその強い酩酊により精神依存を形成しやすい薬物である。依存型の乱用はほとんどの場合，社会的な関係を失い単独で行われる。なかには終日吸入していた例もある。こうした事例では吸入，酩酊，入眠を繰り返すという生活になりがちであり，やがて何らかの精神症状や身体症状を呈するようになる。

2. 有機溶剤乱用と精神症状

a. 急性の精神症状

　有機溶剤乱用時に幻覚妄想状態に至る事例がある。多くは乱用が持続しており，ほとんど満足に食事をとらず，有機溶剤を吸入し精神症状を増悪させる。

> **事例43　幻覚妄想状態（16歳，男子）**
>
> 　生来無口でおとなしい子どもであった。中学2年ごろ，学校を休むことが多くなり，3年生からまったく不登校となった。中学卒業前から友人に誘われ有機溶剤乱用を始めた。当初は機会乱用であったが，やがて自分1人で乱用するようになった。親のお金を盗んで有機溶剤の1斗缶を購入して，それを抱きかかえるようにして吸入を続けた。朝起きると吸入を始め，うとうとして，意識が戻ると再び吸入するといった生活を続けた。そのうち奇妙な言動が目立ち始め，妙に上機嫌で，にやにや笑ったり，逆に誰かが自分を見張っているとか狙っているといって怒るようになった。ある日，突然おびえた表情で屋根裏部屋に逃げ込み大きな声をあげて暴れるというエピソードがあった。両親はそれまで世間の迷惑にならなければよいという考えであったが，これを見てさすがにおかしいと考え，精神科病院に連れていくことにした。有機溶剤乱用に基づく精神障害の診断で入院となった。

解説　乱用中に急性幻覚妄想状態になった事例である。有機溶剤は幻覚を引き起こす作用が強く，多くの乱用者は幻覚，とりわけ幻視を経験するという。

　乱用の初期に行動を支配されるほどの強い幻覚を経験する事例は多くはないようである。しかし乱用が継続すると，幻覚の悪化や妄想形成をきたす場合が多い。こうした事例では統合失調症や覚せい剤乱用による精神病状態と等価の精神症状を示すこともある。

b. 精神症状の慢性化と人格変化

　乱用の継続により，非乱用時も精神症状が消えない場合がある。多くは，不安・緊張・易刺激性・被害念慮などの症状を示す。さらに大きな問題として，自発性や意欲の低下，感情の平板化などを認めることがある。

> **事例44　精神症状の慢性化（21歳，男子）**
>
> 　中学時代から有機溶剤乱用を始めた。卒業後，公立高校に進学したが，うまくなじめず乱用量が増えていった。高校を中退し，左官の仕事についた。18歳ごろから連日50ml程度を吸入するようになり，日によっては終日乱用していた。20歳ごろには，周囲から見てぼうっとしていることが多くなり，仕事

をする気力もなくなったようであった。いつもにやにやした表情をしており，何事にも無関心になっていった。一方，些細なことに突然怒ることがあり，家族が精神科を受診させた。有機溶剤の乱用は中断したが，睡眠障害や気分の落ち込みのため向精神薬の処方をしつこく希望した。しばしば決められた以上の量を服薬した。現在 21 歳だが，定期的に精神科に通院する以外は特に何もせず，ぶらぶらした生活を送っている。

解説 こうした人格変化を示す事例は，どこか多幸的でヘラヘラしている印象が共通している。物事に取り組む意欲に乏しく，周囲の助言や指導を受け入れることが少ない。一見にこにこしているが，易刺激的で興奮しやすいこともある。

有機溶剤乱用により人格変化をきたす場合，かなり重症であることが多い。10代後半ですでに CT スキャンにて小脳の萎縮が確認され，多様な運動障害がみられた事例もある。有機溶剤乱用は，ある意味で，覚せい剤以上に深刻な影響を与えるといいうる。

3. 診断と治療・教育

a. 診断

有機溶剤に起因する精神症状は，覚せい剤同様極めて多様である。したがって，乱用直後の精神症状だけから確定診断することは困難である。結局，乱用中または乱用直後に精神症状を呈すれば，その薬物に起因したと推定することになる。覚せい剤の場合と同様に，幻覚妄想状態の患者の診察時には常に薬物乱用の可能性を念頭に置くことが必要である。前歯の融解，手指振戦，構語障害などの身体症状を認めた場合は，有機溶剤乱用の疑いを強く持たねばならない。長期多量の乱用の場合は，大きな容器で有機溶剤を保存していることが多いので，家族から様子を聞くことで確認できることもある。

幻覚や妄想などの精神病性症状を示す事例では，統合失調症との鑑別が問題になる。一般に有機溶剤乱用による精神症状は，覚せい剤に比べて陽性症状の持続性に乏しいという印象がある。陽性症状，とりわけシュナイダーの 1 級症状に該当する症状が 3 か月を超えて持続する場合は，統合失調症を疑うことが必要である。また長期に乱用した事例で人格変化が進んだ際，統合失調症の陰性症状との鑑別に迷うことがある。これは相当長期化した事例であって，10 代の少年では，

こういう例は稀であろう。

　覚せい剤などの薬物と複合乱用している事例では鑑別は実際上困難である。双方を多量に乱用しており，陽性症状が慢性化し，人格変化も認める場合，影響の度合いを評価することは難しい。

b．治療・教育

　有機溶剤乱用の医学的治療は，覚せい剤乱用のそれに準ずる。

　治療・教育に関しては，有機溶剤乱用だけにとどまる事例と覚せい剤乱用に進む事例とを比較すると，一般に非行性の程度に大きな差がある（覚せい剤乱用に進んだ事例には，98頁の覚せい剤乱用の項を参照していただきたい）。

　覚せい剤乱用に移行せず有機溶剤乱用にとどまる事例の多くは，反社会的というより非社会的な傾向の強い少年である。現実逃避的な構えが強く，何事にも意欲が乏しいことが多い。刺激系（アッパー）を好む者と鎮静系（ダウナー）を好む者の性格傾向の違いと薬理効果の相違とが相まって，こうした結果になるのであろう。少年らの能力にあった課題を与え，自信と意欲を持たせることに尽きる。集団生活のなかで行事などを通して集団生活の楽しみを実感してもらうことも大切なことである。生活習慣を確立し，さまざまな日課に取り組ませることを目的とした処遇を行っている。

参考文献

1) 福居顕二，谷　直介（1999）：薬理作用，乱用状況，症状・経過・診断（有機溶剤乱用と関連精神障害）．臨床精神医学講座第8巻「薬物・アルコール関連障害」，255-270，中山書店．

C. アルコール乱用その他

　アルコールは覚せい剤や有機溶剤と異なり社会的に認められている物質である。法律では未成年の飲酒は禁じられているが，現実には大多数の未成年者が飲酒経験をもつであろう。中学生の60％，高校生の80％に飲酒経験があり，それぞれの5％および10％は週に1回以上定期的に飲酒するという報告もある。米国では若年者の飲酒は大きな社会問題となっており，物質乱用のなかで最大の問題はアルコールであるとされている。わが国は一般に飲酒に対し寛容であり，むしろこれを助長する風土すらある。しかし，若年者の飲酒は確実に増加しており，

これに伴ってさまざまな社会問題が生じることは確実であろう。

　一般に，若年者では短期間で依存状態になりやすいこと，アルコール幻覚症や離脱時せん妄を呈しやすいことが知られている。また，10代から乱用が始まる事例では，他の薬物との複合乱用やパーソナリティ障害との合併が多いことも指摘されている。アルコール使用は合法であるだけに臨床的にも見逃されやすいが，いったん依存となれば回復は成人の場合と同様困難である。他の薬物の乱用と同時に，アルコール乱用についても十分に情報を確認し対処することが必要である[1]。

　近年，注目されるのは大麻（マリファナ）とMDMAの押収量の急速な増加である。大麻は使用を合法としている国家もあり，依存形成しないという説もある。しかし，わが国では非合法薬物とされており，大麻の乱用が非行・犯罪への入り口になる事例もある。MDMAは，押収量が明らかになった1998年には約11,000錠であったのが，2002年には190,000錠になっている。カラフルな錠剤で，心理的抵抗なく服用できるため，今後さらに大量に流通していく可能性が高い[2]。

　その他，乱用される物質には，睡眠薬・抗不安薬・鎮咳薬・コカイン・モルヒネなどがある。幸いこれらの薬物の乱用が少年の間に急速に拡大しているとはいえない。しかし，乱用の対象となる薬物が多様化していることは事実であり，多面的な対応が求められるといえよう。

参考文献

1) 影山任佐（1998）：アルコール関連精神障害．臨床精神医学講座第19巻「司法精神医学・精神鑑定」，165-177，中山書店．
2) 西村由貴（2002）：3, 4-methylenedioxymethamphetamine（MDMA，揺頭丸，エクスタシー）の乱用と現状．精神神経学雑誌 104(10)：819-833．

Ⅳ. 器質性精神障害・症状性精神障害

　本章では，脳の器質性疾患の影響による精神症状（器質性精神障害），および身体疾患による精神症状（症状性精神障害）と少年非行の関連について述べる。

　少年非行と身体疾患の関係には，いろいろなパターンが考えられる。1つは，身体疾患が精神症状を形成ないし修飾し，それが非行につながる場合である。あるいは非行少年が身体疾患を発症し，そのために非行がいっそうこじれていく場合もある。これらは本章の主題であり，てんかんや高次脳機能障害などの脳器質性障害による影響や内分泌疾患による影響などが臨床上しばしば遭遇するものである。

　また，このような直接的な関係は持たないにしても，身体疾患によるさまざまなハンディキャップが少年の社会適応に影響を与え，それが非行と結びついていると理解されることがある。この問題は本書の主題ではないが，身体疾患を有することがいかに大きな影響を少年の成長に与えるかを十分理解しておく必要がある。疾患だけでなく，怪我もまた多大な影響を与える。誰にとっても病気を受容することは大変な作業である。大人にとっても決して容易なことではない。まして十代の青少年にとって，持病と折り合いをつけていくのは難しいことであって当然である。その病気が少年に与えている意味を軽視することはできない。

　以下，器質性および症状性精神障害を持った非行事例を記述しつつ，代表的な精神障害について述べる。

A. 脳器質性の障害

1. 概念

　脳器質性障害は脳に何らかの器質的変化が生じ，そのために精神症状が生じたものの総称である。腫瘍，血管障害，感染などを含め，さまざまな病気がありうる。ここでは幾つかを例示するにとどめる。

　てんかんは，てんかん発作を主徴とする慢性の大脳疾患である。てんかんは「特発性―症候性」と「局在関連性―全般性」の2つの軸で分類される。1人の患者の発作型はほぼ一定しており，あれこれ変わることはないとされる。てんかんの基

本的病態は大脳灰白質の過剰発射であり、これが脳波にて棘波や棘・徐波として記録される。したがって、てんかんとは、てんかん発作という臨床症状を持ち、これと対応する突発性脳波異常を有する疾患であるといえる[2]。

てんかんと犯罪が密接な関係をもつと主張する学説があった。とりわけロンブローゾは、生来的犯罪者の1つの型として、てんかんに類似する病的な変異を挙げている。しかし、これらは今日、おおむね否定されたり、ないしは根拠の乏しい説として退けられている。木戸[5]によれば、犯罪の原因としてのてんかんに意義は第二次的なものである。てんかん発作の類型と犯罪の関係についても、側頭葉てんかんや精神運動発作に暴力犯罪が多いという主張がなされたことがあるが、これも現在は否定されている。

一方、木戸[5]は、てんかん自体よりも、犯罪者に脳波異常を示す者が多いという事実を指摘し、むしろこの点に犯罪学的意義があるかもしれないと述べている。ただし、両者の相関関係が指摘されるにしても、てんかん性の脳波異常が臨床症状として何を意味するのかについては明確でない。また、木戸はてんかんを精神的異常のない群と人格変化をきたしている群に分け、後者では犯罪性がやや高いという意見を紹介している。この人格変化についても、実際にはさまざまな状態が考えられ、これを明確にする必要があると思われる。

てんかんは、さまざまなけいれん発作との鑑別が問題になる疾患である。てんかん以外でけいれん発作が起こるよく知られた身体疾患としては、脳血管障害や髄膜炎などの脳疾患、SLEなどの自己免疫疾患、電解質異常、低血糖などがある。アルコールの離脱症状でもけいれん発作をしばしば認めるが、少年では稀である。オピストトーヌス（opisthotonus）といわれる典型的な転換症状（いわゆるヒステリー弓）は近年稀にしか観察されないが、拘禁状況下では今日でも心因性と考えられるてんかん大発作様のけいれんがみられる。臨床症状と脳波所見から鑑別を行っていくしかないが、両者が合併していると考えられる事例もあり、鑑別が困難な場合もある。

近年注目を集めており、かつ医療少年院への送致病名として時折みられるものに高次脳機能障害がある。ここでは2例（事例46，47）を記載した。

2. 事例と解説

このように、てんかんと犯罪や非行を短絡的に結びつけることはできないが、臨床的には以下のような事例を経験することがある。

事例45　てんかん性不機嫌状態（17歳，男子）

中学生のころから周囲とトラブルが絶えず，学校で喧嘩を繰り返していた。注意されるとすぐ怒り，教師に暴力をふるって処分を受け，それからは高校に登校しなくなった。日中から繁華街を徘徊し，ゲームセンターに入り浸っていたが，他のグループと喧嘩になり，重傷を負わせて，鑑別所に送致された。鑑別所でも不機嫌なことが多かったが，気分の変動が激しいため脳波検査を受けることになり，てんかん性の脳波異常を指摘された。てんかん発作の既往はなく，てんかんの診断には該当しなかったが，気分安定薬として抗てんかん薬を使用したところ，不機嫌が明らかに減り，職員への対応も穏やかになった。

次に，高次脳機能障害の事例を示す。

事例46　高次脳機能障害（18歳，男子）

高校入学まで，特に問題となるエピソードはなかった。高校1年生の時，自転車で登校中，交通事故にあって頭部を打撲した。事故後の検査では特に所見はなく，運動機能などに後遺症はなかった。しかし，両親によれば，その後からこれまで言わなかった卑猥な表現を口にしたり，怒りっぽくなるなどの性格変化が現れたという。高校2年生の時，コンビニエンスストアで万引しようとしてみつかり，店員に取り押さえられて抵抗し怪我をさせ，少年院送致となった。画像検査や脳波にて異常所見はなかったが，脳神経外科にて高次脳機能障害の診断を受けた。少年院に面会にきた両親は事故後に少年の性格がまったく変わってしまったことを嘆いた。

解説　高次脳機能障害は，近年注目を集めている病態（症候群）である。脳の外傷や病気のあと，言語・思考・記憶・学習・行動などに障害が生じるものである。この事例のように画像上は明らかな異常がないにもかかわらず，さまざまな障害を呈することもある。この障害は自分では気づきにくく，周囲も理解しにくいため適切な援助が得られにくいことが指摘されている[1]。

事例47　頭部外傷後遺症（16歳，女子）

両親，本人，弟の4人家族。幼少時，特記すべきことなし。運動が好きで活発な子だったという。中学時代は陸上部で活躍する。中学3年の9月，交通事故に遭い，脳内出血のため大学病院に入院した。リハビリテーションにより，

手足の運動や言語機能は回復した。同年10月末，再手術のためT病院に転院。このころから，同室患者の物を盗ったり，売店から無断で物を持ち帰ることが始まった。同年12月退院後，しばらく自宅静養の後登校をしたが，家族に対する反抗，万引，カンニングなど問題行動がエスカレートしたため，家族は本人にU病院を受診させた。このころ，家族や友人は事故後の性格変化に気がついていたようである。翌年4月，高校に進学し，バレー部に入部したが，すぐ嫌になって部活動には行かなくなった。家では風呂に1週間も入らず，下着は不潔で，生活はだらしなくなり，弟に対する暴力や夜遊びも始まった。万引を何度も繰り返すため，同年9月，少年鑑別所に入所となった。不安，不眠，頭痛ならびに抑制欠如，粘着性，衝動性亢進などの人格変化がみられ，頭部外傷後遺症の診断で同年10月に医療少年院送致となった。

入院当初は不眠，頭痛，めまい，腹痛などの身体的不定愁訴が多く，キョロキョロしており，視線が定まらず，些細なことに対するこだわりが強かった。また，立場や状況をわきまえず，無遠慮に自分の要求を押し通そうとするところが目立っていた。寮生活ではさまざまな軽い逸脱行為や規則違反が見られたが，教育・指導により，順応力も上がり，大きなトラブルはみられなくなった。また，精神療法，行動療法，薬物療法により，徐々に衝動性のコントロールができるようになり，病気についてもある程度自覚できるようになった。

解説 診断的には交通事故による頭部外傷後遺症であるが，症状をみると麻痺などの身体症状は回復し，精神症状としての人格変化が前景に立っている。人格変化は，記憶，因果関係の理解，衝動性の制御などを司る高次脳機能が障害されたためと考えられる。ひがみっぽくなったり，怒りっぽくなったり，万引，夜遊び，暴力など衝動的・短絡的行為を繰り返している。また，生活は不規則になり，不潔でだらしなくなっている。元来，非行性はなく，脳器質障害による機能障害である。ドイツ語圏の精神病理学でいう仮性精神病質に相当する。

医療少年院での，ほぼ1年間の治療・教育により，概ね集団生活に適応し，入院時に比較すれば高次脳機能も改善しているが，自己中心性，軽佻さ，抑制欠如が残存しているため，退院後，社会生活をするにあたっては依然として周囲のサポートが必要である。また，頭部外傷に起因するてんかん発作の予防のためにも精神科外来通院，服薬治療の継続は欠かせない。

B. 症状性精神障害

1. 概念

　特定の身体疾患が非行や犯罪と直接的な因果関係を有すると考えることはできない。
　しかし，身体疾患によって意識状態やある種の性格傾向が強められ，間接的に非行・犯罪と関連すると考えられることがある。こうした事例の数は多くないが，慎重な鑑別が必要であることはいうまでもない。一般に症状性精神障害を生じうるとされる身体疾患をもつ場合は，精神症状が行動に影響を与えることを念頭に置く必要がある。

2. 事例と解説

　はじめに若年型糖尿病の事例を示す。中学生から児童自立支援施設に入所し，14歳以降は少年鑑別所を経て少年院に収容されたにもかかわらず，糖尿病の発見が遅れた事例である。

> **事例48　糖尿病性昏迷の診断が遅れた事例（16歳，男子）**
>
> 　窃盗を繰り返し，少年院送致された。少年院送致後の入所時検診では尿糖は陰性であったため，血糖値の検査は省略された。その後，少年院生活において，時々ボーッとした表情になり，教官の指示を聞いていないような印象を与えることがあった。てんかん発作が疑われ脳波検査が施行されたが，異常所見は認められなかった。
> 　約3週間，こうした状態を続けたが，ある時，軽い意識混濁を認めた折に血糖値を検査し，高血糖であることが確認され，若年性糖尿病の診断が確定した。

解説　本例の少年の窃盗と糖尿病が直接的に関係していたと断定することはできない。しかし，糖尿病が少年の意識状態にさまざまな影響を与えたこと，さらに少年の学校生活にマイナスの作用を及ぼしたことは疑う余地がない。

　甲状腺機能亢進（バセドウ病）あるいは低下（橋本病）による精神症状は，症状性精神障害の代表の1つである。一般に，甲状腺機能亢進では，興奮，心悸，幻覚，妄想などの症状が，機能低下では抑うつが生じやすいとされる[6]。

事例49　甲状腺機能亢進症による幻覚妄想状態（17歳，女子）

中学生のときから喫煙，有機溶剤の乱用，夜間に繁華街を徘徊するなどの行動がみられ，何回か補導された。高校入学直後，動悸，多汗，頻脈などの症状があり，内科にて甲状腺機能亢進症の診断を受けた。近医にて薬物療法が始められたが，怠薬しがちであった。夏休みに友人と遊びに行って深夜に帰宅した翌日，動悸や発汗が急に強まるとともに，強い不安感と苛立ちを感じた。買い物に立ち寄ったデパートの店員の対応が悪いと立腹し，突然大声を出して品物を投げ，店員に取り押さえられる騒ぎになってしまった。家族が事情を説明し，急いで内科を受診したところ，甲状腺機能が著しく亢進していた。数日後，今度は繁華街で通行人と喧嘩になり怪我をさせ，少年鑑別所に送致となった。

解説　非行少年に甲状腺機能亢進症が発症した事例である。この少年の非行は，甲状腺機能の異常のために始まったとはいえない。ただし，非行の持続や増悪に甲状腺機能亢進がまったく無関係とは言い切れないであろう。このような事例では，身体疾患の治療をきちんと行うことが必要である。本例では本人および家族が，病気の管理に対して正しい認識をもっていなかったため，甲状腺機能亢進症が増悪し，それが逸脱行動を強めたと考えられる。

染色体異常，特にXYY核型やXXY型（クラインフェルター症候群）に関しては，これまで幾つかの事例報告や総説がある[3,4]。これに関しても単純な因果関係があると断定することはできないといえよう。

非行と身体疾患は直接的な因果関係を有するとは考えにくいが，身体疾患が精神的な不安定さをもたらすことがあり，その意味でも適切な治療が必要である。

参考文献
1) 石合純夫（2003）：高次脳機能障害学．医歯薬出版．
2) 兼本浩祐（1996）：てんかん学ハンドブック．医学書院．
3) 風祭　元（1998）：染色体異常と犯罪．臨床精神医学講座第19巻「司法精神医学・精神鑑定」，275-285．中山書店．
4) 風祭　元（1999）：47, XYY男性による反復殺人事件．福島　章編著：現代の精神鑑定．429-454．金子書房．
5) 木戸又三（1976）：精神障害と犯罪．てんかん．現代精神医学大系第24巻「司法精神医学」，196-203．中山書店．
6) 前田　潔（1997）：甲状腺機能障害．臨床精神医学講座第10巻「器質・症状性精神

障害」，409-420．中山書店．
 7) 中田　修(1969)：糖尿病者の犯罪の1例．増補犯罪精神医学, 217-225．金剛出版．
 8) 岡本重慶 (1997)：糖尿病・膵疾患．臨床精神医学講座第10巻「器質・症状性精神障害」，462-474．中山書店．
 9) 鈴木二郎 (1998)：発作性精神障害．臨床精神医学講座第19巻「司法精神医学・精神鑑定」，239-250．中山書店．

V. 発達障害と行動障害

　ここでは精神遅滞や自閉性障害のような乳幼児期からみられる発達上の障害を扱う。これらが精神医学の診断体系に初めて位置づけられたのはDSM-Ⅲ(1980)からである。1987年のDSM-Ⅲ-Rでは,「発達障害」という項目が設けられ,これらの障害が一括して扱われるようになった。その基本的な性格は,認知・言語・運動または社会的技能の獲得に大きな障害があることとされた。

　近年,発達障害と少年非行の関係が幅広く注目を集めている。非行行動を発達障害という立場から捉えようとする試みは,新しい視点を提供するものであり,その意義は強調されてよいものである。しかし,この領域はようやく研究や調査が始められたばかりであり,安易に発達障害と非行を結びつけることは避けねばならない。一部に,発達障害の概念が拡大されすぎている面もあるかもしれない。

　以下,個々の障害の概念や特徴などを紹介しつつ,少年非行との関係を記述する。

A. 注意欠陥・多動性障害（ADHD）

1. 概念

　注意欠陥・多動性障害 attention-deficit/hyperactivity disorder (ADHD) は,今日広く関心を集めている概念である。落ち着きなく動き回る子どもへの医学的関心は,1930年ごろからみられた。これが微細脳損傷 minimal brain damage (MBD) という名称で医学的疾患として概念化されたのは1940年代のことである。これは,多動・注意力障害・衝動性・学習上の困難などを主徴とする一群を対象としていた。こうした子どもの一群は,さまざまな変遷を経ながらも,教育者・小児科医・精神科医などの関心の対象となり続けた。そして,1980年のDSM-Ⅲで「多動を伴う注意欠陥障害」として取り上げられ,DSM-ⅣではADHDとして記載されている。ちなみにICD-10では,多動性障害 hyperkinetic disorder がこれに該当する。両者の診断基準はおおむね重なっているが,DSMのほうがやや広めであるといえる。

　ADHDは,一言で言えば多動・不注意・衝動性症候群である。疫学的な研究

では人口の3〜5%に認められるとされている。幼稚園・保育園あるいは小学校入学後に事例化することが多い。小学校入学後，授業中じっと椅子に座っていられない，いつも身体を動かしているなどのため，問題を指摘されるようになる。症状が重い場合は，幼稚園での生活に適応できず事例化することもある。注意力が持続しないため，課題を続けられず，それが集団から外れる原因になってしまう。不注意な行動が多いため，怪我をしやすいのが問題になることもある。さらに，順番が待てなかったり，他人の行動に割り込みをして喧嘩になったり，我慢するのが苦手で，すぐイライラして怒りを爆発させたりする。

ADHDは病因として大脳の微細な異常が想定されている。脳波異常を示す例が多いこと，大脳基底核の一部に脳血流量低下を示す研究があること，さらに手先が不器用な子どもが多く，いわゆるsoft neurological signを示す例があること，などが根拠として挙げられている。中枢神経刺激薬が多動・不注意などの症状を軽減することも，脳内神経伝達物質の異常を仮定させる所見である。これらの症状は，小学校高学年になると軽快することが多いが，なかには青年期や成人に至っても，こうした傾向が残存するものがある。

今日，ADHDが注目を集めている背景にはさまざまな要因があると思われるが，以前に比べてADHDの特徴を有する子どもが増えているのかどうかは判断しにくい。しかし，児童精神医学の専門外来を「ADHDではないか」と両親が心配し受診する子どもの数は増えつづけている。ADHDに関する解説書の類も次々出版されている。まだごく少数であるが，親の会やセルフヘルプグループも組織されつつある。

2. ADHDと少年非行

米国でADHDが注目されている理由の1つは，ADHDと診断された児童のなかに，のちに行為障害と診断される者が多いという研究が現われたためである。1980年代にはADHDを伴わない行為障害は稀であるという内容の論文が発表され注目された。その後，ADHDと行為障害の関係について，いくつかの追跡研究が行われ，さまざまな数値が報告されているが，ADHD群では一般人口と比べて，のちに行為障害を示すものが多いということは一致している。行為障害の発展型ともいえる反社会性パーソナリティ障害に至る比率についても，10%から20%の数値が示されている[10]。

ADHDが行為障害を合併する理由の1つは，この障害が本来有する衝動性と

関連するとされる。ADHDのなかには衝動性が強く，暴力行為につながりやすい一群があると考えられている。さらに，ADHDは，その障害のため養育者をはじめとする周囲の大人とよい関係が結べず，社会生活に適応しにくいため，のちに行為障害を示しやすくなるという要因がある。両者は当然相互作用することになる。

わが国で，ADHDと行為障害あるいは少年非行の関係を本格的に扱った研究は少ない。文化状況の異なる米国のデータをそのまま適用するのは危険である。今後，ADHDと非行や犯罪について踏み込んだ研究が必要である。筆者らが関東医療少年院に収容された非行少年で，行為障害の診断基準を満たす30名を対象として行った調査では，40％が小学校低学年時代にADHDの診断基準を満たしていたと思われると推定された[13]。これは過去遡及的研究であって，さらにデータを蓄積していく必要がある。少年時代の記録には「教室にじっとしていられない」「いつも落ち着きがない」などの記載が多かった。これらの事例では，非行という反社会的行動が出現する前に，多動傾向や不注意などが指摘され，すでにその時点で社会適応上に問題があることがわかった。近藤ら[8]の調査では，一般少年院在院中の少年のうち，ADHDの現在症および既往があるとされた者の比率は17％であった。その他にも，ADHDの疑いがある者が76％であったとする調査[6]もあり，ばらつきの大きさが目立っている。これは調査方法の違いや診断基準の相違を反映していると考えられ，今後，方法論の確立が必要である。

われわれの調査と近藤ら[8]のそれは，行為障害を示した者を，ADHDが確実な群，疑わしい群，認められない群に3区分して非行の内容を検討しており，ADHDが確実な群では，非行が早期に始まり，かつ単独行動が多いことが示された点が共通している。ちなみにDSM-IVでは，行為障害を発症の時期により小児期発症型と青年期発症型に分け，小児期発症型は予後が不良であるとしている。小児期発症型とは10歳以前に行為障害の診断基準を満たす事例をさし，ADHD群はこれに該当する事例が多いとしている。つまり一般にADHDが指摘され，かつ行為障害に至った事例は非行が持続ないし望ましくない方向へ発展するリスクが高いことになる。

一方，ADHDが非行の要因であるとすれば，適切な診断と治療により非行を未然に防げる可能性もある。早期に診断し，適切な介入を行える体制をどのように作るかが問われている。

3. 事例と解説

a. 衝動性が強い事例

ADHDの症状のうち，不注意と多動はそれ自体で非行や反社会的行動に結びつくものではないが，衝動性は方向によっては非行に直結することがありうる。小学校低学年時，多動と不注意を併せ持ち，かつ衝動的な暴力行為を伴う例がこれに該当する。

> **事例50　衝動性の強いADHD（14歳，男子）**
>
> 　33週の早産で低体重児として生まれた。出生後2か月は哺育器で過ごした。言語や歩行の発達も遅れていたが，両親は低体重児であったためだと考えたという。幼稚園入園の前後から，いたずらがひどいと感じるようになった。女の子をわけもなく殴る，玩具を蹴飛ばして壊すなどの行動がしばしばみられた。両親や幼稚園の先生が叱っても，すぐに同じ行動を繰り返した。両親は何回も幼稚園に呼び出された。そのつど本人を諭し，ときには体罰を加えたが，一向に改まらなかった。物にぶつかったり，転んだりすることも多く，怪我が絶えなかった。
>
> 　小学校入学後も同様の状態で，授業中じっとしていられず騒ぐことが多いため，叱られてばかりであった。教室から出て行ってしまうので，担任教師がずっと手をつないで授業を受けさせた時期もあった。低学年のころから，スーパーで万引するようになった。ティッシュペーパーの箱を盗むのが好きで，万引をしては隣家の物置に隠した。スリをすることもあった。盗んだお金はゲームセンターで使った。弱い子に対する暴力が続いた。母親は学校の勧めで児童相談所に行き，そこでADHDの疑いがあると指摘されたが，両親とも服薬などの医学的治療には拒否的であった。高学年になると家出を繰り返すようになった。また低学年の女子にわいせつ行為を繰り返し，何回か補導された。中学入学後も落ち着かない状態が続き，登校の是非を巡って学校と両親が対立するようになった。親の付き添いを条件に登校することになったが，親の手を振り切って脱走し，そのまま家に帰らないこともあった。小さな女の子へのわいせつ行為と弱い子どもへの暴力が続いた。中学2年時，窃盗，小児わいせつなどにより逮捕され，鑑別所を経て医療少年院送致となった。

解説 　重症の ADHD である。多動・不注意と並んで，衝動性が強く，物を壊す，暴力をふるうなどの行動が幼児期から絶えなかった。小児わいせつが ADHD に特に多いという研究結果はないが，臨床家のなかには非行性のある ADHD にしばしば小児わいせつがみられるとの声もある。衝動性の強い ADHD では，小学校入学前から，こうした行動がかなり激しく繰り返しみられる。周囲の大人が厳しく指導しても改まらず，問題がこじれていくことになる。両親と学校や幼稚園との関係がうまくいかなくなることも多い。本事例では，児童相談所と両親が対立していた。両親はいわゆる専門家に対し，強い警戒心と拒否的感情を隠さなかった。

b. 養育環境により不適応が強まり，非行につながったと考えられる事例

　衝動性が強くない事例では，ADHD 自体が非行に直結するわけではない。しかし，多動や不注意のため，養育者や教師など周囲の大人との関係がこじれ，それがきっかけとなって非行に発展する事例も少なくない。

事例 51　ADHD による不適応から非行に至った少年（17 歳，女子）

　乳児期の成長発達に大きな問題はみられなかったが，幼稚園時代からやや落ち着きに欠け，飽きっぽく，1 つのことに集中して取り組むことが苦手であった。また，幼稚園のころから嘘をつくことが多く，そのためしばしば両親に厳しく叱られた。小学校では授業に集中できず，成績も不良であった。言語能力は高いと担任から評価されていたが，すぐに嘘をついたり，授業中騒いだりするため，友人もできなかった。細かなミスが絶えず，係活動で失敗することが多かった。中学入学後，両親に厳しく叱責されたのをきっかけとして，繁華街に出入りするようになった。誘われてテレクラを始め，通りすがりの男性と性交渉をもつようになった。「セックスの時は相手がやさしくしてくれるから」というのが理由であった。

　医療少年院では，一対一では比較的落ち着いて話ができたが，集団場面では周囲の気を引くような言動が絶えず，うるさがられたり嫌われたりした。入所後，半年が過ぎるころになって，ようやく慣れてきたのか，生活に落ち着きが認められるようになった。

解説 　女子の ADHD 事例である。強い衝動性はみられなかったが，多動と不注意のため周囲に適応できず，周囲の大人との関係がこじれにこじれていった。落ち着いている時に話をすると，本人が寂しさを感じていることがわかる事例で，売春行為は寂しさを紛らわせるための行動であると理解できた。

ADHDの児童のうち非行との関連が深いのは，被虐待経験と絡んだケースであるとの指摘がある[18]。詳細は実証研究も待つとして，ADHDに養育環境上の問題が加重すれば，成長していくうえで困難が増すのは当然であろう。また，養育者がADHDを正しく理解できないため，子供を虐待しがちであるという事情もあるかもしれない。

4. 診断と治療・教育

a. 診断

　ADHDは，その行動特徴が7歳までに確認されることが診断に不可欠である。また，精神遅滞や自閉性障害の経過中にのみ生ずるものでないことが条件である。精神遅滞や自閉性障害は基本的には生涯続くものと考えられるので，これらの障害を合併する事例は除外されると考えてよい。

　したがって，ADHDは7歳までに多動や不注意が目立ってきた時点で受診すれば，現在症として診断可能である。しかし，実際には7歳の時点で小児科や精神科を受診して確定診断される症例ばかりではなく，小学校の高学年あるいは中学校に至って，疲れ果てた養育者が病院に相談し，ADHDの疑いを告げられるという場合も多い。この場合でも，多動や不注意が症状として残存し，それが7歳以前から認められたことが養育者によって確認されれば，ADHDの診断を下すことができる。診断はDSM-Ⅳに沿って行われることが望ましい。

　10代後半になると，多動や不注意などはかなりの程度改善しているのが普通である。われわれは，面接時そわそわして落ち着かない様子が続いたり，注意が持続せず同じ誤りを繰り返したり，学習の成果がみられない少年について，ADHDを一応念頭において生活歴を取り直す必要を感じている。こうした落ち着きのなさは，さまざまな精神障害，覚せい剤や有機溶剤の乱用後遺症，拘禁反応，向精神薬の副作用などによっても起こりうるので，慎重な鑑別が必要である。これまでは，精神障害・薬物起因性精神障害や向精神薬の副作用などが除外されると，拘禁反応などの心理的な反応であると理解されがちであった。しかし，そもそも落ち着きのなさ自体が発達上の問題である可能性がある。いたずらに心因論的な解釈に走らないことが必要である。上記の要因は相互に重なり合っていることも多いので，多次元的に評価していく。

　いずれにせよ多動や不注意などの傾向が目立つ事例では，ADHDを疑って，幼小児期の発達の様子を把握しなおす姿勢が必要である。なお，成人を対象に過

去遡及的にADHDの診断を試みるチェックリストが作成されている[21]。これを使用するのも1つの方法である。

b. 医学的治療

　ADHDの診断を早期に行う意義は，1つには薬物療法によって状態を改善し，二次的，三次的に生じてくる問題を予防できる可能性があるためである。

　薬物療法の第一選択は，中枢神経刺激薬メチルフェニデート（リタリン®）である。作用機序は不明であるが，中枢神経を刺激することで注意中枢の働きが活性化され，多動や不注意などの症状が軽快するものと考えられている。体重1kgあたり0.3〜0.5mgを投与する。効果の持続時間はおよそ3〜5時間である。メチルフェニデートの対象年齢や使用期間については諸説あり，一致をみていない。総じて米国やオーストラリアなどでは使用に積極的であり，欧州ではやや否定的である。米国や英国ではメチルフェニデートの大量処方が社会問題化している地域もある。また，米国では，他の中枢神経刺激薬としてアンフェタミンとatomoxetineの治験が行われ，治療薬として用いられている。第二選択として非中枢神経刺激薬として抗うつ薬が使用される。

　これまでのところ，メチルフェニデートはADHDの子どもの1/3に著効，1/3に軽度有効，1/3に無効という見方が一般的である。過剰投与で過覚せい・入眠困難・食欲不振などの症状を呈する。メチルフェニデート依存も危惧される問題だが，今のところADHDに投与して依存形成した事例は，筆者の知る限り報告されていない。しかし，覚せい剤や有機溶剤の乱用歴のある少年に投与する際は，いたずらに使用量が増えないよう慎重な姿勢が求められる。

　その他，治療薬としてペモリン（ベタナミン®）があるが，メチルフェニデートに比べ大量投与の必要があるため，さほど使用されていない。三環系抗うつ薬，抗てんかん薬，抗精神病薬，気分安定薬もしばしば使用される。

　薬物療法と並行して，行動療法的なアプローチが試みられている。ADHDの子どもは注意力や集中力に障害があるので，言語による洞察的アプローチよりも1つひとつの言動をきめ細かく指導していくことが必要である。「きちんとやって」などの抽象的な指示は効果に乏しく，「これをこうして」という具体的な指示が必要である。治療教育には何より根気と具体性が望まれる。「できたら，ほめる」ことも極めて重要である。ADHDの子どもは叱られることが多く，自己評価が低いことが指摘されている。できたことはきちんと評価しそれをしっかり伝える。

　近年注目されているとはいえ，ADHDの名前を聞いたことのない保護者もい

る。自分のしつけの失敗ではないかと自分を責め，相談をすると専門家に責められるのではないかと恐れている場合もある。一方で，ADHDという言葉が一人歩きし，拡大解釈されている場合もある。正しい知識を伝え，障害の理解を深めることが第一である。決してしつけや育て方だけの問題ではないこと，治療教育で改善の余地があることを伝える。保護者が一番困っていることは何かを明らかにし，それを解決・改善するための方策を相談する。

c．医療少年院での治療・教育

現時点では，残念ながら医療少年院でADHDを伴う非行少年少女のための特別なプログラムは存在しない。上記の医学的治療と，法務教官の働きかけのコンサルテーションを行うことにつきる。

すでに青年期に達したADHDの患者に対する薬物療法の是非については見解が分かれている。既述のように米国では積極的に薬物療法が試みられており，メチルフェニデート以外にも2003年にatomoxetineが治療薬として認可された。dextroamphetamineが治療薬として使用されることもあるというが，わが国でこれを治療薬として使用することは考えにくい[16]。いずれにせよ，薬物療法は，青年になってもADHDの症状が明確に残っている場合にのみ検討されるべきであろう。

医療少年院に入院するADHDの子どもはすでに14歳を過ぎており，症状は多少とも軽快している。そうした事例では，少年院の枠組みが治療的に働くことがありうる。「駄目なものは駄目」「我慢することは我慢する」という指導が，ADHDの少年には効果的に働く印象がある。曖昧な枠組みはかえって適応上の障害を強める可能性がある。ADHDの治療プログラムを矯正医療にとりいれ，心理的教育的な働きかけができる専門家を育成していくことが必要である。

参考文献

1) Barkley RA (1990)：Attention deficit hyperactivity disorder. A handbook for diagnosis and treatment. The Guilford Press.
2) Cantwell DP (1996)：Attention deficit disorder：A review of the past 10 years. J Am Acad Child Adolesc Psychiatry 35：978-987.
3) Faraone J, Biederman J, Jetton JG, et al (1997)：Attention deficit disorder and conduct disorder：longitudinal evidence for a familial subtype. Psychological Medicine 27：291-300.
4) Ghaziuddin M, Thai L, Ghaziuddin N (1991)：Violence in Asperger's syndrome.

J Autizm Dev Disord 21：349-354.
5) 原田　謙 (1999)：注意欠陥/多動性障害と反抗挑戦性障害が合併した病態に関する研究．児童精神医学とその近接領域 40 (7)：358-368.
6) 細井保宏 (2000)：LD・ADHD と少年非行．犯罪心理学研究 38：202-208
7) 市川宏伸 (2000)：多動性障害 (注意欠陥多動性障害) の臨床と生物学的背景．精神医学 42 (7)：676-687.
8) 近藤日出男，大橋秀雄，渕上康幸 (2004)：行為障害と注意欠陥多動性障害 ADHD，反抗挑戦性障害 ODD との関連．矯正医学 53 (1)：21-27.
9) 栗田　廣 (1998)：注意欠陥・多動性障害 (ADHD) と非行．矯正医学 46：46-57.
10) Mannuzza S, Klein RG, Besseler A, et al (1993)：Adult outcome of hyperactive boys. Arch Gen Psychiatry 50：565-586.
11) Mawson D, Grounds A, Tantam D (1999)：Violence and Asperger's syndrome：A case study. Br J Psychiatry 147：566-569.
12) Munir K, Biederman J, Knee D (1984)：Psychiatric commorbidity in patients with attention deficit and hyperactivity disorder. J Am Acad Adolesc Psychiatry 26：844-848.
13) 野村俊明，金　樹英，工藤　剛 (2001)：注意欠陥/多動性障害と行為障害―医療少年院の経験から．犯罪心理学研究 39 (2)：29-36.
14) Reves JC, Werry JS, Elkind GS (1987)：Attention deficit, conduct, oppositional, and anxiety disorders in children. II. Clinical characters. J Am Acad Child Psychiatry 26：144-155.
15) Robins NL (1980)：Conduct disorder. J Child Psychol Psychiatry 32：193-212.
16) 斎藤卓弥，西松能子 (2004)：成人の注意欠陥・多動性障害 (ADHD) の evidence に基づいた管理．精神科治療学 19 (4)：471-481.
17) 杉山登志朗 (2000)：注意欠陥多動性障害と非行．小児の精神と神経 40 (4)：265-277.
18) 杉山登志郎 (2002)：非行と発達障害．臨床心理学 2 (2)：210-219.
19) 高梨靖子，岡野高明，宮下伯容，他 (2004)：成人における ADD，ADHD の診断と検査―治療のための診断と検査．精神科治療学 19 (4)：443-450.
20) Weiss G, Hechtman L, Milroy T, et al (1985)：Psychiatric states of hyperactives as adults：A controlled prospective 15-years follow-up of 63 hyperactive children. J Am Acad Child Psychiatry 24：211-220.
21) Ward MF, Wender PH, Reimherr FW (1993)：The wender Utah rating scale：an aid in the retrospective diagnosis of childhood attention deficit hyperactivity disorder. Am J Psychiatry 150 (6)：885-889.

B. 広汎性発達障害

1. 概念

　広汎性発達障害に分類される障害で非行との関連が指摘されているのは自閉性障害とアスペルガー障害である。自閉性障害は知的障害の程度により高機能・中機能・低機能の自閉性障害に分けられる。IQが70以下の中・低機能自閉性障害の場合，主症状たる対人コミュニケーションの障害よりも知的能力の障害（精神遅滞）が非行行動に与える影響が大きいので，134頁の精神遅滞の項を参照していただきたい。

　したがって，高機能自閉症とアスペルガー障害が記述の対象となるが，両者の区別に関してはまだ最終的な決着がついていない。そこで，ここでは高機能自閉症とアスペルガー障害をまとめて述べることにする。これらの臨床的な所見としては，知的発達に大きな遅れを認めないにもかかわらず，対人コミュニケーションに障害があり，行動や興味の限局性・強迫性・常同性などを認めることである。なお，アスペルガー障害の頻度は，自閉性障害よりかなり高いという説もある。

　高機能自閉症ないしアスペルガー障害は，認知や情報処理の過程に独特の問題があることが指摘されている。この独特さが非行に直結するわけではないが，社会的不適応の要因になりやすく，それが非行の二次的要因になりうる。また，強迫性や常同性が暴力的ないし反社会的行動のイメージと結びつくと，非行や犯罪につながることがありうる。2000年に起きた高校生による老女殺人事件（愛知県豊中市）は，高校生本人が殺人の動機として「人を殺してみたかった」と述べたと報道され，反響を呼んだ。この高校生は精神鑑定の結果，アスペルガー障害と診断され，それがマスコミに大きく取り上げられたことから，この診断名は一躍世間の耳目を集めるようになった。その後も，特に青少年の犯罪で精神鑑定にてアスペルガー障害と診断された事例が続いた。

2. 事例と解説

事例52　広汎性発達障害（18歳，男子）

　実父母，本人，弟と4人家族。両親は折り合いが悪く，本件非行（後述）後に離婚した。乳児期から夜泣きが激しく，母乳もあまり飲まず，手のかかる育てにくい子だったという。行儀作法について何度注意しても直らず，両親から体罰を受けていたらしい。他の子と遊ぼうとせず，いつも1人で遊んでいた。幼稚園に入ってからも1人だけ皆に合わせることができず，先生から何度も注意を受けていたという。小学校に入学してからも授業には集中できず，奇声を発したり，教室から逃げ出したりしていた。一時期ボーイスカウトに入ったが，集団行動ができず，仲間はずれにされてすぐにやめてしまった。小学校5年生の時，父親は単身赴任となった。学校に行くのを嫌がるようになり，無理に行かせようとすると母親に対する暴力が始まった。この頃，手の皮がむけるほど手を洗うことがあった。小学校6年生の時，母親に対する暴力が激しくなり，児童相談所に連れて行かれた。学校ではいじめられ，本人が「どうしてもあの学校には行きたくない」と言うので親が転校させたが，そこでもまた皆になじめず，いじめの対象になった。中学入学直後から不登校となり，アパートにひきこもり昼夜逆転した生活を送るようになった。中学2年の夏には父親が転勤になり，家族4人の生活が始まった。家の中の物を壊したり，父親に対する暴力が始まり，診断・治療目的でK病院に入院したが，1週間で勝手に抜け出してしまった。登校拒否，母親に対する暴力が激しくなり，L大学附属病院精神科を受診，投薬治療が始まった。中学3年の4月にはいじめグループのリーダー格の男子を殴って，怪我をさせ，それ以後，卒業するまで学校には行っていない。この頃，過去のいじめのことを思い出してイライラし，家族に対する八つ当たりを繰り返していた。弟の顔面を殴打し，鼻の骨を骨折させたことをきっかけにM病院に3か月間入院となった。退院後，しばらくおとなしくしており，外来通院していた。どの病院に行っても主治医と折り合いがあわず，病院を転々としているうちに再び家庭内暴力が激しくなった。中学卒業後，いくつかの大検予備校に通ったが，対人関係がうまくいかず，入学と退学を繰り返した。依然として家庭内暴力は続いており，再三警察沙汰になることもあったが，18歳の夏には大検のすべての科目に合格した。同年11月，家庭内暴力

がエスカレートし，本件非行（建造物破損，傷害）で逮捕され，少年鑑別所に入所となった。鑑別所でも過去の嫌な体験にこだわり，自分を正当化して家族，特に父親を攻撃するなど，執拗に同じ訴えを繰り返し，被害的・他罰的で病識なく，「広汎性発達障害の疑い」の診断で医療少年院送致となった。

　医療少年院入院後，しばらくの間は上記の訴えを繰り返していたが，次第に自分の非を認めるようになり，自責的な感情も表すようになってきた。しかし，言動は一方的で融通がきかず，「自分は病気ではない。出家して修行する」と繰り返し，教官の指導になかなか従おうとしなかった。また，独善的，誇大的でプライドが高く，「マザーテレサのようになりたい。人のために尽くす」と口では言いながらも日常生活はだらしなく，他人に対する配慮にも欠け，集団生活の足並みを乱すことが多かった。

解説　思考の偏りはあるが，知的能力は保たれており，幻覚・妄想など明らかな精神病症状は見られない。一時期，薬物治療を試みたが無効であった。興味や関心の狭窄，優格観念やこだわり，常同的反復，疎通性の悪さ，対人的コミュニケーションの障害などあり，人格の偏りが認められる。両親の不和，学校でのいじめなど恵まれているとはいえない生育環境を考慮しても，幼少時から行く先々で絶えず不適応を起こしていることから，本人に資質的な問題があり，診断的には広汎性発達障害の範疇に属していると考えられる。

事例53　アスペルガー障害（18歳，男子）

　生来，口数が少なく，おとなしい少年であった。友人があまりおらず，クラブ活動もせず，家と学校を往復する生活をしていた。学業成績はまずまずであったが，体育や音楽などは苦手であった。何事にもこだわりが強く，融通がきかない性格であった。小学校高学年に苦手な体育の時間に失敗し，友人にからかわれたことを契機に不登校となった。教師の働きかけも効を奏さず，結局小学5年生の途中から学校に行かずに中学生になった。中学は当初登校したが，やがて休みがちになり，まったくの不登校になった。自室にひきこもり，ゲームをする毎日であった。たまに夜になって近くのコンビニエンスストアに本や飲み物を買いに行く程度であった。両親ともあまり会話せず，友人との付き合いはほとんどなかった。みかねた父親が注意すると，時々大きな声で反発した。ある夜，1人で家を出てコンビニエンスストアへ行き，突然店員に用意したバットで殴りかかり，重傷を負わせ，店内の景品つきの菓子をそのまま持

ち帰ろうとしたところを客に取り押さえられ，警察に通報された。

　本人によれば，テレビで強盗のビデオを見ているうちに，これなら自分にもできると考えたという。そのうちに自分はこれをしなくてはならない，という考えにとりつかれ，当日は「やるしかない」と思い込んでいたという。「悪いことだとか，やめなければとは考えなかったのか」という質問には，「そうは思ったが，どうしてもやらなければだめだ，やらないわけにいかない，としか思えなくなった」とのことであった。行為の背景に強迫性があったことがうかがわれた。

解説　生育歴と面接での所見から，アスペルガー障害と診断した事例である。幼児期から，対人関係が極端に苦手であり，強迫性が強かった。医療少年院での面接においても，一貫して打ち解けず，表面的な会話に終始した。院内の決まりはきちんと守り，むしろ他の少年が規則を破ることに強い怒りを示した。興味の幅が限局されており，新しい学習やレクリエーションに関心をもつことはなかった。施行した知能テストでは，IQ126と非常に高い成績であった。この事例では，テレビでの強盗の場面が強く印象に残り，やがてそれが実行せねばならない行動として少年の頭の中にこびりついたものと思われる。ひきこもり生活が，こうした強迫性を強めたと考えられる。

　アスペルガー障害の者が非行に至る確率が一般人口に比べて高いのかどうかについては議論が分かれている。また，アスペルガー障害では奇異な犯罪が多いという指摘もある。こうした一般論については，確定的なことを述べるだけの研究の蓄積がない。現時点では，アスペルガー障害に非行・犯罪のリスクが高いとする根拠はないとするのが妥当であろう。

　近年，アスペルガー障害は児童精神医学のみならず，広く社会的関心を集めつつある。これまで"変わり者"とみなされたり，統合失調質パーソナリティ障害と診断されてきた事例のなかに，発達障害の観点から捉えることで新しい理解の枠組みが提供されることは確かである。しかし，一方で過剰診断（診断枠組みの拡大による有病率の増加）が生じつつあるという疑念も拭い切れない。特に幼児期・児童期に適応上の問題がみられなかった事例にまで診断を拡大することは妥当でないと思われる。

　アスペルガー障害，特にその犯罪・非行との関係については，疫学研究と事例研究を積み重ねていく必要があるといえよう。

参考文献

1) Baron-Cohen S, Wheelwright S (1999): Obsessions in children with autism or Asperger syndrome. Br J Psychiatry 175: 484-490.
2) Ehlers S, Gillberg C (1993): The epidemiology of Asperger's syndrome. J Child Psychol Psychiatry 34: 1327-1340.
3) Ghaziuddin M, Tsai L, Ghaziuddin N (1991): Violence in Asperger's syndrome. J Autism Dev Disord 21: 349-354.
4) Gillberg C (1998): Asperger syndrome and high functioning autism. Br J Psychiatry 172: 200-209.
5) 栗田 廣 (1999): 総論—アスペルガー症候群. 精神科治療学 14: 3-13.
6) Mauson D, Grounds A, Tantam D (1985): Violence and Asperger's syndrome: A case study. Br J Psychiatry 147: 566-569.
7) 中根 晃 (1998): 現代におけるアスペルガー症候群. 思春期青年期精神医学 8: 61-76.
8) 野村俊明 (2001): 突発的に暴力犯罪を行なったアスペルガー障害と考えられる1例. 犯罪学雑誌 67(2): 56-62.
9) Scragg P, Shah A (1994): Prevalence of Asperger's symdrome in secure hospital. Br J Psychiatry 165: 679-682.

C. その他の発達上の障害

1. 精神遅滞

　精神遅滞 mental retardation は，生得的あるいは出生早期に知的障害を有するものである。アメリカ精神遅滞学会の定義では「一般的知能が明らかに平均より低く，同時に適応行動における障害を伴う状態で，発達期に現れる」となっている。知的能力は知能テストによって測定され，知能指数 IQ により軽度50〜69，中等度35〜49，重度20〜34，最重度20未満に分類される。原因として，他に脳障害がなく個人差として知的能力が低いもの（低文化群）と，明らかな遺伝疾患や合併症を有するもの（病理群）に分けられる。一般に，前者の知的障害は軽度であり，後者は重度である。

　施設入所中の精神遅滞者の30〜60%，在宅の10〜20%が向精神薬を服用しているといわれる[9]。中島[3]によれば，精神遅滞のおよそ1/3から2/3に精神医学的問題が合併するという。この比率は知的障害が重度になるにつれ高まるとされる。また，異食・常同行動・自傷・破壊行動などの行動障害が合併すること

もある。Reid ら[8]は，軽度・中等度精神遅滞の 56% にパーソナリティ障害がみられ，その 22% は顕著な問題があるとしている。その比率はともかくとして，精神遅滞がさまざまな精神医学的合併症や行動上の問題を合併する場合が少なくないことは確かである。

米国の心理学者ゴダード（Goddard）が青少年矯正施設における知的障害者の比率が極めて高いという調査結果を発表して以来，精神遅滞は非行・犯罪を説明する理論の 1 つとして注目されてきた。これはロンブローゾ（Lombrozo）の生来的犯罪者説の流れを汲むものであって，ゴダードは知的障害が犯罪の重要な素因であると主張したのである。

しかし，ゴダード以降の調査では，犯罪者中に占める精神遅滞の者の数は必ずしも多くないことが指摘されている。樋口[7]がまとめた米国におけるいくつかの調査の結果はゴダードの説を否定している。これはわが国でも同様であり，調査年次が進むほど，非行少年や犯罪者における知的障害者の比率が低下する傾向にある。平成 12（2000）年度の犯罪白書によれば，平成 9 〜 11（1997 〜 1999）年の行刑施設新規収容者中で知的障害の占める割合は 0.8 〜 0.9% であり，少年院でも 1.7 〜 1.8% である。これは社会一般の知的障害の比率と同等ないしそれ以下である。現状では，精神遅滞（知的障害）に非行・犯罪の発生率が高いと主張する根拠はないといえよう。

こうした調査結果の推移は，知能検査法が洗練されてきたことに起因するところが大きいと思われる。とりわけ収容施設における知能検査は，不安定な心理状態を反映して実際より低い数値が示されやすいことを指摘せねばならない。

一方，精神遅滞そのものが非行・犯罪の直接的要因ではないとしても，例えば中田[4]は次のような理由から，精神遅滞は犯罪につながりやすいとしている。それは，犯罪結果の見通しに乏しい，抑制に乏しく衝動行為に走りやすい，異常性格をしばしば伴う，社会適応に失敗しやすい，軽蔑や虐待の対象になりやすく欲求不満になりやすい，などの理由である。中田のいうように精神遅滞が社会的不適応に陥りやすく，欲求不満を抱きやすい可能性はあるとはいえ，実際に施設収容率が高くないのは，知的障害の場合，障害や殺人など重大犯罪を起こしにくく，逮捕された場合，知的障害が確認されると収容に至らないという背景があるかもしれない。

犯罪の内容に関しては，かねてより，財産犯・放火・性犯罪が多いことが指摘されてきた。このうち，財産犯は 60 〜 70% を占めるとされるが，これは一般の

傾向と一致している。放火については，中田[4]，原[6]，樋口[7]などに記載がある。放火が精神遅滞とどのように関係するのかについて，明確な説明はなされていない。放火に関心を持つ人間は知的能力と関係なく常に存在するが，知的障害のため善悪の判断や見通しが持ちにくく，安易に行動に及ぶこと，逮捕されやすいことなどが理由として挙げられよう。樋口[7]によれば，放火の動機としては怨恨や復讐が多い。また，辛い生活を送る者が，家が燃えてしまえば楽になると考えて放火に至るといった近道反応（短絡行為）を認めるとしている。さらに，数は多くないがいわゆる pyromania に該当する火そのものに強い関心を持つ事例や，周囲が騒ぐのが面白いといった動機も認められる。

性犯罪についても，精神遅滞と直接結びつけて説明する理論は認められない。衝動制御の問題，精神遅滞のため適切な異性関係を結びにくいことなどが性犯罪が生じた際の理由として挙げられることがある。未遂事例が多いこと，被害者に幼年者が多いこと，単独犯が多いことなども指摘されている。逆に，精神遅滞の女性では，性的虐待の犠牲になったり，売春に利用されたりする傾向があることを指摘せねばならない。こうした状況に陥った場合，知的能力的な制約から，危なくなった事態をなかなか打開できないことがある。

原[6]は，精神遅滞と反社会性パーソナリティ障害の合併は最も危険であるとしている。確かに，軽度から中等度の知的障害と反社会性パーソナリティが結びつくと，衝動的な行動が起こりやすく，かつ矯正が困難である。社会規範を身につけるように教育することが困難であるばかりか，非行や犯罪が自分にとって損であるという認識を育てにくいからである。

樋口[7]は精神遅滞では一般少年に比べ再犯率が低いと述べている。当時から，矯正教育の方法は進歩していると考えられ，再犯率のいっそうの低下が期待できる。治療教育については，社会技能訓練と感情表現の訓練が有効である。ロールプレイやサイコドラマを用いた教育手法が研究され実施されている。Dosen ら[1,2]は，対象関係論に基づく発達力動的関係療法を試み，効果を上げたとしている。

衝動的な行動を認める場合には薬物療法を試みる。カルバマゼピン，バルプロ酸ナトリウム，炭酸リチウム，抗精神病薬を使用する。近年わが国でも使用可能になった SDA（serotonin-dopamine antagonist，非定型抗精神病薬）は，副作用が少なく，こうした病態に使用しやすい。

参考文献

1) Dosen A (1995)：Development-dynamic relationship therapy. Dosen A, Day J (ed)：Handbook of Behavioral and Psychiatric Disorders in the Mentally Retarded. American Psychiatric Press, Washington.
2) Dosen A, Perry D (1994)：Psychiatric and emotional adjustment of individuals with mental retardation. Current Opinion in Psychiatry 7：387.
3) 中島洋子 (1998)：精神遅滞．臨床精神医学講座第11巻「児童青年期精神障害」．29-60，中山書店．
4) 中田　修 (1966)：犯罪と精神医学．創元社．
5) 中根　晃 (1999)：発達障害の臨床，209-221．金剛出版．
6) 原　淳 (1998)：精神遅滞．臨床精神医学講座第19巻「司法精神医学・精神鑑定」．199-206，中山書店．
7) 樋口幸吉 (1976)：精神薄弱．現代精神医学大系第24巻「司法精神医学」．223，中山書店．
8) Reid AH, Ballinger BR (1987)：Personality disorder in mental handicap. Psychol Med 17：983-987.
9) 山崎晃資 (1998)：精神遅滞と精神医学的合併症．山崎晃資 編：発達障害児の精神療法．246-264，金剛出版．

2. 学習障害

　学習障害 learning disorder (LD) は，DSM-IV では，書字・算数・書字表出などの個別的能力の障害として定義される特異的発達障害であって，自閉性障害などの広汎性発達障害と区別される。これらの障害の相互関係については，山崎[1] がわかりやすく概説しているので参照していただきたい。

　しかし，わが国では，学習障害の概念がかなり広く用いられてきた歴史がある。とりわけ教育の分野では，学習障害は，学習面の問題にとどまらず，情緒面の問題を併せ持ち，注意力や多動性をもつものを指してきた。こうした概念上の混乱は現在も続いている。

　合併する障害のない純粋な学習障害に限ってみれば，わが国では事例自体が少数であると思われる。また，非行・犯罪について密な関係を認めた報告もない。学習障害でしばしば問題となる多動性，衝動性については，121頁の注意欠陥・多動性障害 (ADHD) の項を参照していただきたい。

参考文献

1) 山崎晃資 (1998)：発達障害の概念と精神療法的アプローチ．山崎晃資 編：発達障害児の精神療法．19-39，金剛出版．

第3部
治療と矯正教育

I. 保護観察制度とは

　ここでは，非行少年の治療と矯正教育に関する各種の制度・枠組みの紹介と，その中核となる保護観察制度の説明を行う。

　最近の少年非行を全体的に眺めると，少子化にもかかわらず非行件数が増加しているだけでなく，粗暴・凶悪化，女子少年の増加，低年齢化，薬物事犯の高水準の推移などの傾向がみられる。少年非行が質・量ともに変化しているなかで，量の面からみた場合に軽視できないのは覚せい剤を中心とした薬物事犯であり，特に女子少年では大きな比重を占めている。質の面からみると，日ごろあまり目立たない「普通の生徒」による，唐突で動機の不可解な凶悪事件が連続して発生し，「いきなり型非行」と呼ばれ，世間の耳目を集めている。これらの少年は早発多方向の典型的な「従来型非行」と対極に位置している。この意味で現代の少年非行は二極化しているということができる。また，少年矯正の現場でも精神科領域との境界線上にある非行少年が増加しているという認識が高まり，精神医学的な関与の必要性が叫ばれている。

　最初に，精神障害を抱えている非行少年の施設内処遇の中心である医療少年院における治療・教育について解説し，次に，社会内処遇の要である保護観察制度とその問題点について論じていく。

　なお，表9に主な相談窓口を一覧にして示した。

1. 医療少年院における矯正治療

a. 医療少年院の役割と位置付け

　非行を犯した少年は，少年鑑別所に収容され，鑑別結果と調査記録に基づき矯

表9 主な相談窓口(児童生徒の問題行動等に関する調査研究協力者会議の資料より)

機関	設置主体	担当部局	機能
教育相談所，教育センターなど	地方公共団体	教育委員会	教育に関する調査研究，教育関係職員の研修，教育に関する資料・情報の収集・提供，教育相談などを行う。
少年補導センター	地方公共団体	教育委員会，公安委員会，福祉主管部局など	少年の非行防止に関係のある行政機関，団体および民間有志者などが共同して少年補導に関する諸活動を総合的，計画的に行うための機関であり，街頭補導，少年相談，有害環境浄化などの活動を行う。
家庭児童相談室	都道府県または市町村が設置する福祉事務所	民生主管部局	福祉事務所が行う家庭児童福祉に関する業務のうち，専門的技術を必要とする業務を行う。
精神保健福祉センター	都道府県および指定都市	民生主管部局	精神保健に関する知識の普及，調査研究のほか，相談および指導のうち複雑または困難なものを行う。
保健所	都道府県，指定都市，中核市または特別区	民生主管部局	地域における公衆衛生の向上および増進を図るため，疾病の予防，健康増進，環境衛生など公衆衛生活動の中心的業務を行う。
児童相談所	都道府県および指定都市	民生主管部局	児童に関する各般の問題につき，家庭その他からの相談に応じ，児童が有する問題または児童の真のニーズ，児童の置かれた環境の状況などを的確に捉え，個々の児童や家庭などに最も効果的な処遇を行い，もって児童の福祉を図るとともにその権利の保護を図る。
少年鑑別所（相談室）	国	法務省矯正局	非行少年の収容・資質の鑑別のほか，一般からの相談業務を行う。
警察（少年警察）	都道府県	公安委員会	非行少年などの補導，被害少年の保護，福祉犯の取締り，少年相談などを行う。

表9 (つづき)

相談業務の特徴	対応する主な職員	設置数
児童生徒の学業，性格，問題行動など，身体・精神の健康，進路，適性，家庭生活など教育上の諸問題について，面接，電話，文書などにより相談業務を行う。児童生徒の問題行動に関する相談については，基本的な対応が中心であり，深刻化している問題については，他の適当な相談機関に紹介するなどしている。	・心理学，教育学などに関する知識を有する専門職員 ・教職経験者 ・臨床心理の専門家	都道府県立 252 市町村立 1,888
地域において青少年の非行防止に取り組む機関であるため，相談業務についても，補導活動の一環として，非行相談が中心に捉えられているが，近年は，教育相談や福祉関係の相談を受け付けることも多くなっている。	・少年補導委員	696
家庭における児童養育の技術に関する事項および児童に係る家庭の人間関係に関する事項，その他家庭児童の福祉に関する事項について，家庭における人間関係の健全化および児童養育の適正化など家庭児童福祉の向上を図る観点から，面接，電話，家庭訪問により相談業務を行う。	・社会福祉主事 ・家庭相談員	980
心の健康相談，精神医療に係る相談をはじめ，アルコール，薬物，思春期などの特定相談を含め，精神保健福祉全般の相談を実施する。	・精神科医 ・臨床心理の専門家 ・保健師	54
	・医師 ・保健師	都道府県立 525 市・区立 181
養護問題や児童の非行，障害児の療育など，児童福祉に関するあらゆることについて，面接や電話により相談を受け，必要に応じて専門的な調査と判定を行ったうえ，個々の児童や保護者に対する指導や児童福祉施設などへの入所措置を行う。また，必要に応じ児童の一時保護を行う。	・児童福祉司 ・精神科医 ・心理判定員	175
非行問題を扱う専門の機関であり，少年の非行の問題，知能や性格の問題，しつけや教育の問題についての相談業務を行うほか，少年の資質についての調査も行っている。	・臨床心理の専門家 ・医師	53
少年の非行，家出，自殺などの未然防止とその兆候の早期発見や被害少年などの保護の観点から少年相談を実施。「ヤング・テレホン・コーナー」などの名称で電話による相談業務を行っているところもある。	・心理学，教育学などに関する知識を有する専門職員 ・少年補導職員	県警 51 警察署 1,262

正教育が必要であると家庭裁判所が判断した場合に少年院に送致されるのが通例であるが、精神または身体に障害があり、専門的医療を必要とする場合には医療少年院に送致される。その他、一般の少年院にいったん送られ、そこで発病して医療少年院に転院する場合もある。医療少年院は専門的医療と矯正教育の双方を行う施設である（1949年の少年法・少年院法により、「非行と密接な関連があり、社会復帰の妨げにもなっている疾病の治療が矯正教育をしていく上で重要であること」が認識され、医療少年院が設立された）。

医療少年院の医療部門と教育部門は、裁判所の処遇勧告に基づいた収容期間を踏まえたうえで、在院少年の男女の別、年齢差、非行の種類と程度、疾病の種類と程度などの個人差を考慮し、個々の必要性に応じた治療と教育の計画を共同で作成・実施している。収容期間はおおむね1年間で、新入時教育・中間期教育・出院時教育の3つの期間に分かれている。ただし、ケースによっては数年に及ぶこともある。治療・教育は疾病性と非行性の2つのパラメータを目安にして進められる。収容期間内に病気の治療が終結し、医療措置が不要となった少年は、さらなる矯正教育を受けるために一般少年院に送られる。一方、段階的教育目標をすべて達成し、社会復帰できる程度に改善・更生の進んだ少年は、家族調整のうえ、退院（または仮退院）する。その場合、病気の治療がまだ不十分であれば、社会の医療機関で治療を継続することになる。

b. 医療少年院での治療・教育

非行性と疾病性という二重の問題を抱えている少年に対する働きかけの要は、医療と教育の緊密で、かつバランスの取れた連携である。治療の対象が少年院に収容されている非行少年であるため、一般の病院医療と異なり、非行少年と最前線で生活をともにしているのは医療スタッフではなく教官であり、医療はその立会いのもとで行われる。そして、個々の少年の問題性に応じて医療と教育がそれぞれの役割を分担することになる。以下、精神障害を有する入院患者に限定して論を進めていく。

表10のように、治療・教育の対象となる精神障害は身体因性のものと心因性のものの2つの群に分けられる。前者は狭義の精神障害に相当し、後者は広義の精神障害に相当する。表11は診断、症状および治療の観点からみた医療と教育の役割分担である。狭義の精神障害については医療サイドが主導権を持って介入し、広義の精神障害については教育サイドが主体となり、医療サイドは側面から支えている。また、症状という観点からみると精神症状と身体症状は医療が対応

表10 治療・教育の対象となる精神障害

身体因性（狭義の精神障害）	心因性（広義の精神障害）
内因性精神病（統合失調症，躁うつ病など） 薬物性精神病（覚せい剤，シンナーなど） 器質性精神病（頭部外傷，脳腫瘍など）	パーソナリティ障害，行為障害 適応障害，神経症 ASD，PTSD

表11 医療と教育の役割分担

	医療	教育
診断	狭義の精神障害	広義の精神障害
症状	精神症状 身体症状	行動症状
治療	薬物療法 精神療法	認知療法 行動療法 環境療法

し，行動症状は教育が対応している。さらに治療といった観点からみると薬物療法と精神療法は医療が担当し，認知療法，行動療法および環境療法は教育が担当しているということができる。特に行動症状が前面に出ている広義の精神障害に対しては，原則的に医療は矯正教育を側面から援護・補佐し，患者の神経症的な葛藤が言語化され，治療動機が芽生えた時点で精神療法に導入するといった手順を踏むことが多い。この場合，薬物療法は患者の主観的な苦痛を軽減すると同時に，興奮を抑え，攻撃性を緩和することによって矯正教育を効果的に行うための補助的な手段となる。その他，家族が協力的であれば家族療法的アプローチもかなり有効な手段になり得る。教育プログラムについては，非行の原因を取り除き，心身ともに健全な少年として社会復帰できるように具体的な内容が定められ，きめ細かく指導が行われている。

要約すると医療サイドはproblem oriented systemに従って「症状（または主訴）」を取り扱うのに対し，教育サイドは「症状」が繰り広げられている舞台である「患者」が生活する環境を整備し，社会に適合する方向に導いていく。非行少年は教官の指導のもとに規律正しい集団生活をするなかで社会規範を身につけ，セルフコントロールを学んでいくのである。

c. 最近の入院患者の特徴

　すでに述べたように，全体的にみると「少年非行の二極化」として最近の入院非行少年の質が大きく変化しており，従来の矯正教育のやり方では対応しきれなくなっている。なかでも精神的・肉体的に未成熟でバランスが悪く，環境の変化に対する順応力に欠け，集団生活で不適応を起こして医療少年院に送られてくるケースが増加している。特に，ここ10年間，医療少年院に入院してくる非行少年をみると，疾患別では身体疾患と比較して精神疾患の割合が増加し，非行別では殺人，放火，強盗なとの凶悪犯の占める割合が増加している。

2. 社会復帰と保護観察制度

a. 保護観察

　犯罪・非行から社会を守り，安全に暮らして行ける社会を築くためには，単に取締りや処罰を厳しくするだけでなく，犯罪や非行に陥った人の社会復帰を助けることが重要である。このような犯罪や非行に陥った人たちが更生し，通常の社会生活を営むことができるように助言・指導・援助したり，再犯予防のために活動するなど，周囲からのさまざまな働きかけを「更生保護」という。更生保護は「犯罪や非行に陥った人も，周囲の条件と本人の自覚によっては立派に立ち直ることができる」という人間への信頼感に根ざしたものである。更生保護の中心となるのが「保護観察」である。保護観察は，犯罪や非行をした者のうち，その性行がさほど重大でないために刑務所や少年院に収容されるまでには至らなかった者，および，収容されても，その後の行状がよかったために定められた収容期間が終わる前に釈放された者に対し，生活の目標や指針を定めて，それを守るように指導監督する一方，就職の援助や宿泊所の提供などの補導援護をして社会復帰と更生を促進することをいう。保護観察の業務は全国50か所に設置されている保護観察所が行っている。通常，専従の国家公務員である保護観察官と地域社会の民間ボランティアである保護司がそれぞれの特性を生かして，協力し合ってこれに当たっている。

　非行少年に限定して話を進めると，家庭裁判所により保護処分とされた法定期限のうち，少年院が施設内処遇を担っているのに対し，保護観察は社会内処遇に対応している。したがって家裁の審判により少年院収容となった非行少年の場合，通常であれば仮退院後の一定の期間，保護観察に付されることになる。保護観察期間中，保護観察官と保護司の生活指導・助言を受けながら，個々の問題性

に応じて定められた遵守事項を守り，規則正しい生活をして仕事や学業に励むなど健全な社会生活を営むよう促される。保護観察期間の法定期限は原則として20歳までであるが，本人の行状が良好であれば期限前に終了する措置がとられる。反対に遵守事項に違反するなど行状が不良であれば，少年院再収容の措置がとられることもある。

b. 社会復帰をめぐる問題点

　医療少年院において段階的教育目標をすべて達成し，社会復帰できる程度に改善・更生が進んだとみなされた少年については，家族の受け入れ状況，経済状況，就労の見込み，不良交友の絶縁など保護環境調整ができた段階で，少年院長により仮退院申請がなされる。少年院の報告を踏まえて保護監察官の面接ならびに更生保護委員の面接が実施され，更生保護委員会の承認を得られると出院の運びとなる。仮退院が許可された少年は保護観察を受けることになる。

　すでに述べたように保護観察の役割は，生活の目標や指針を定めて守るように指導監督をする一方で，就労の援助や宿泊所の提供などの補導援助を通じて更生を促進することである。保護観察は，行政機関の職員である保護観察官と民間のボランティアである保護司が一体となって出院した少年の現状や今後の処遇に関する情報を共有しながら行う。出院の時点で精神障害が完治していない場合には，社会の医療機関で引き続き外来通院または入院治療が行われる。

1) 外来通院の場合

　病状が軽く，保護者が協力的である場合には外来通院でコントロールすることが可能である。主治医の立場から本人および保護者に対して病名の告知と病状の説明をし，出院後の治療の必要性についてアドバイスする。出院時には通常，帰住地に近い精神科医療機関宛の紹介状を持参させる。ケースによって主治医は，担当となる保護司や管轄の保健所に積極的に働きかけ，家族，学校，職場，地域の精神科医療機関との連携を強化し，患者のサポートシステムの整備に関与することも要求される。

2) 入院治療の場合

　出院時，明らかな精神症状が認められ，自傷・他害のおそれがあると主治医が判断した場合には通報して精神保健鑑定を依頼する。通報された患者について書類審査が行われ，必要と認められた場合に鑑定が実施される。都道府県知事の指定した2人の精神保健指定医の診察結果に基づき，措置入院の要否が決定される。措置入院に至らないまでも，ある程度の再発・再犯の危険性があれば医療保

護入院となることもある。

　出院時の保護環境調整はさまざまな問題を抱えているが，まず最初に医療少年院から社会復帰するにあたっての問題点をいくつか挙げる。

　第1は，家族の受け入れが悪い場合，通常は更生保護施設が帰住先となるが，精神障害がある場合には，その可能性がほぼ閉ざされていることである。その結果，外来通院程度で日常生活ができるレベルであっても成人になるまで医療少年院から出院できないという事態が生じることがある。

　第2は，出院後，医療機関につなぐ手続きを進める際に医療少年院と帰住地の公的機関の連携がうまく機能していないことである。そのため保護者が入院先を探して医療機関にあたっても断られたり，たらいまわしにされて難航することがある。民間だけでなく，公的な医療機関でさえもパーソナリティ障害と診断された患者や触法精神障害者の入院を回避する傾向にある現状を踏まえると，法的に位置付けられた受け皿となる専門施設の設置が急務であると考えられる。

　第3は，薬物乱用患者の再犯の問題である。身体依存の治療は比較的容易であるが，精神依存については矯正施設内では治癒したか否かの検証が不可能である。社会復帰のための中間施設が必要であると思われるが，現在のところ公的なものは存在しない。ちなみに，ドイツなどの先進国では薬物乱用者に関する法律が整備されており，裁判所により治療命令が下される。精神科医，臨床心理士，作業療法士，ケースワーカーなど専門スタッフが配置された薬物禁絶施設，中間施設，外来施設などがあり，特別な治療プログラムが組まれている。したがって施設内処遇から社会内処遇への移行は比較的円滑である。

c. 保護観察制度をめぐる諸問題

　犯罪者の処遇という考え方からすれば，保護観察制度は，いわゆる社会内処遇として，施設内処遇である矯正とともに犯罪者処遇制度の一部を構成している。施設内処遇が，自由や権利の剥奪，私的活動の制限や禁止，強制的な労働や集団生活への参加などがあり，生活や行動面で厳しく制約されている「拘禁状況」で行われているのに対し，保護観察は，自発性や主体性が重んじられ，自由と責任，権利と義務が与えられた一般社会という場で行われるものである。したがって保護観察は，就労の援助，住居の提供，悩みの相談など社会適応上の問題を解決する手助けをすると同時に，犯罪被害を受ける社会の側に立って犯罪危険者を監視し，遵守事項を守らせて犯罪から遠ざけるという二重の役割を担っている。

　このような「援助」と「監視」，言いかえると自分たちの側に立つのか，社会の

側に立つのか，あるいは味方か敵かといった二重性は対象者である犯罪者や非行少年にとって敏感に意識されるところである。通常，直接担当するのは国家公務員である保護観察官ではなく，地域社会の民間ボランティアである保護司であるため，監視や強制の側面は弱まり，援助や自発性の側面が強調されることになる。わが国特有のこの保護観察制度は，限られた予算，人員配置にもかかわらず，非行少年の社会復帰に大きく寄与してきたといえよう。しかし，少年犯罪が粗暴・凶悪化して大人顔負けのショッキングな事件を相次いで引き起こし，世間の耳目を集めている現状からすると，少年矯正が担っている施設内処遇と比較し，保護観察が担っている社会内処遇は手薄であると言わざるを得ない。

　重大犯罪を犯した少年が少年院で治療・教育され，処遇の最終段階に達し，社会復帰するにあたって生ずるさまざまな問題は，社会内処遇を担う保護観察制度の問題と密接に関連している。これらの問題を一口で言うと，閉鎖処遇と開放処遇の温度差があまりにも激し過ぎるので，どのような条件のもとに，どのタイミングで，誰が誰にバトンタッチをしていいかの判断がつきかねるところにある。特にその問題が浮き彫りになるのは，放火，強姦，快楽殺人など再犯性の高い凶悪犯罪である。たとえ狭義の精神障害に該当せず服薬治療の必要性がなかったとしても，その資質的な偏り，ストレス耐性の低さ，不安定な対人関係などの問題を抱えている場合には，短期間の施設内処遇だけで再発・再犯を防止するのは困難であり，社会内処遇における保護観察の役割は重要である。また，被害者感情や社会感情を考慮すると，保護観察は「援助」の役割だけでなく，「監視」の役割を強化せざるを得ないであろう。さらに，これらの凶悪犯罪は一種の嗜癖行動であり，薬物乱用者と同様に施設内処遇から社会内処遇までの全体を網羅した系統的かつ個々の少年の問題性に応じた特別なプログラムおよび処遇チームが必要であると考えられるが，目下のところそのような対応はなされていない。

　現状では，重大犯罪を犯した場合に，民間ボランティアである保護司には責任が重過ぎるので，しばしば保護観察官が直接担当することになるが，対応の仕方はケースバイケースであって，学校，警察，病院，保健所，精神保健センターなどの公的機関との連携・協力体制がスムーズに機能しているとは言い難い。その他，全国的にみると矯正施設には専属の精神科医が数十名配置されているのに対し，社会内処遇を任う保護局には精神科医は配置されておらず，診断，治療ならびに再犯・再発予防についての専門的な申し送りが困難であり，保護観察官がその役割を補っている。したがって保護観察官は医学・心理学・教育学・社会学と

いった行動科学の専門家とされているものの，人員数も限られており，甚だ過重な責務を負わされていると言っても過言ではないであろう。

　少年非行は時代を映す鏡といわれている。戦後の混乱と物質的窮乏，高度経済成長，個人主義の台頭と核家族化，価値観の多様化とグローバル化，高度情報・管理化，バブルの崩壊と経済不況，政局の混迷など，社会が激変するなかで少年非行も大きく変化している。つい最近，特に粗暴・凶悪化などの質的変化に対応して刑事処分可能年齢が引き下げられる「刑罰化」ないし「厳罰化」の動きがあり，少年法の一部が改正された。少年法改正案には審判手続き，保護処分のあり方の見直し，被害者への配慮，保護者の責任の明確化などが盛り込まれている。

　1997年の神戸連続児童殺傷事件を契機に少年矯正ではG3なる新たな分類級を設けて非行少年の処遇にあたっている。ちなみに，G3の対象者は「非行の重大性などにより，少年の持つ問題性が極めて複雑・深刻であるため，その処遇と社会復帰を図る上で特別の処遇を必要とする者」となっている。また，神戸家庭裁判所の決定要旨によると，「該当の保護観察所に対して，保護者及び家族に対して少年の更生に必要な援助を直ちに開始すること，その援助には必要に応じて精神科医等の専門家を充てること」などの措置をとるよう環境調整命令が発出されている。このように非行少年の矯正と社会復帰にあたって社会や時代のニーズに応じて，関係諸機関が鋭意努力を重ねているが，対応が追いつかず，今後の課題が山積していると言わざるを得ない。

参考文献
1) 奥村雄介 (2000)：行為障害の矯正治療．福島　章 編：こころの科学93，特別企画・人格障害．日本評論社．
2) 奥村雄介 (2000)：触法事例の施設治療．臨床精神医学29(3)：277-283．
3) 奥村雄介 (2000)：現代の少年非行に見られる「ドーナツ化現象」について．ケース研究265，家庭事件研究会．
4) 奥村雄介 (2001)：非行少年の矯正治療と社会復帰．臨床精神医学(特集・青少年犯罪と精神医学) 43(11)：1195-1202．
5) 奥村雄介 (2001)：行為障害の診断および鑑別診断．臨床精神医学30(3)：575-585．
6) 奥村雄介 (2001)：最近の少年非行の動向と特質―医療少年院の現場から．犯罪学雑誌67(3)：101-104．
7) 奥村雄介 (2002)：少年院被収容者から見た家庭内の問題．法と精神医療16号，44-52．

8) 奥村雄介 (2002)：医療少年院からの新たな旅立ち-行為障害・人格障害の治療・教育に触れながら．法務省保護局 編．第53巻第4号．
 9) 奥村雄介 (2002)：犯罪に挑む心理学-現場が語る最前線．笠井達夫 編：凶悪な少年非行-いわゆる「いきなり型非行」について．北大路書房．
10) 奥村雄介 (2002)：「家庭内での暴力」対策における司法と医療の役割-少年院被収容者から見た家庭内の問題．法と精神医療16号．
11) 奥村雄介 (2003)：行為障害の治療学．新世紀の精神科治療第5巻「現代医療文化のなかの人格障害」．中山書店．
12) 奥村雄介 (2004)：悪性ひきこもりの現在．臨床精神医学33(4)：391-395．

II. 触法事例の施設治療

1. 触法行為と精神障害

　罪刑法定主義によると犯罪 crime は法に触れ刑罰の対象となる行為であり，行為者が成人である場合は，逮捕，拘留，起訴など一連の手続きを経て行刑施設（拘置所や刑務所など成人のための矯正施設）に収容される。同じ触法行為であっても未成年である場合には，その行為は非行 delinquency とみなされ，その行為者は免責される。すなわち非行少年には少年法が適用されるため，刑罰ではなく，保護および健全育成を目標として少年施設（少年鑑別所や少年院など，少年のための矯正施設）に収容される。このような法的枠組みを大前提として行われる医療行為が矯正医療 correctional medicine であるため，治療関係は一般社会のそれとは趣を異にしている。その違いを端的にいうならば，自由な治療契約が成立し難いことである。

　医師・患者関係がとりもなおさず収容者・被収容者関係でありながら，医師は患者の入退院の決定をする立場にあるとは限らない。その意味で医師と患者は，お互いに選ぶことも逃げることもできない拘禁状況に置かれているということができる。

a. 犯罪と精神障害

　犯罪と精神障害の同時的発生については，グルーレが述べているように2つの理念型がある。それは犯罪性精神病者と精神病性犯罪者との区別である（**表12**）。

　犯罪性精神病者とは，本来の人格素質において犯罪傾向がまったくないか，あるいはごく軽微であり，精神病状態で犯罪に至った場合である。精神病症状が犯罪行為において主要な役割を担っており，精神病症状がなかったならば犯罪行為は成立しなかったと判断されるものである。これは精神保健法の対象であり，自傷・他害のおそれのある場合には措置入院とされるべきものである。

　精神病性犯罪者とは，社会で法に触れず生活している通常人が，感冒，糖尿病，高血圧などの病気に罹患することがあるのと同様に，犯罪者も病気になることがあり，偶然その病気が精神病だったという場合である。ただし，ここで述べている精神病は内因性精神病（統合失調症，躁うつ病など），器質性精神病（脳血管障害，脳腫瘍，頭部外傷など）および薬物性精神病（覚せい剤やアルコールなど）で

表12　精神障害と犯罪の同時的発生

	犯罪性精神病者	精神病性犯罪者
狭義の精神障害（統合失調症，躁うつ病，覚せい剤精神病など） 生物学的次元	あり	あり
広義の精神障害（パーソナリティ障害） 心理・社会的次元	なし	あり
例示	内因性うつ病による愛他的動機に基づく子殺し	覚せい剤による幻覚・妄想状態での通り魔殺人
犯行の特徴	人格異質的犯行	人格の誇張・戯画化
責任能力	免責	原因において責任ある行為
処遇方針	措置入院	矯正医療
治癒像	犯罪傾向なし	犯罪傾向あり

あり，個体病理の次元で捉えられる狭義のものをさしている．

b．矯正医療の対象となる精神障害

　このような見方をすると矯正医療の対象となるのは精神病性犯罪者に限定すべきであるが，実態としては両者の混合型があり，診断が困難であることに加え，犯罪の発覚から逮捕，拘留，起訴，精神鑑定，裁判，その他手続き上の問題などがあり，犯罪性精神病者と思われる事例も矯正施設で散見される．

　矯正医療の対象として特に問題となるのは，前述した狭義の精神病の他，神経症，心因反応，パーソナリティ障害など社会病理の観点から捉えられる広義の精神障害である．

　神経症や心因反応については，後述する拘禁着色を別にして一般の病院臨床と特に大きな違いはないが，パーソナリティ障害については複雑な問題が横たわっている．

　ICD-10やDSM-IVなどの操作的診断基準によるパーソナリティ障害（A，B，C群から成る）のなかで犯罪学的に重要なのはB群であるが，そのなかでも特に反社会性パーソナリティ障害の概念は精神医学的に大きな問題をはらんでいる．他のパーソナリティ障害は多かれ少なかれ何らかの精神病理学的な人格特徴を有

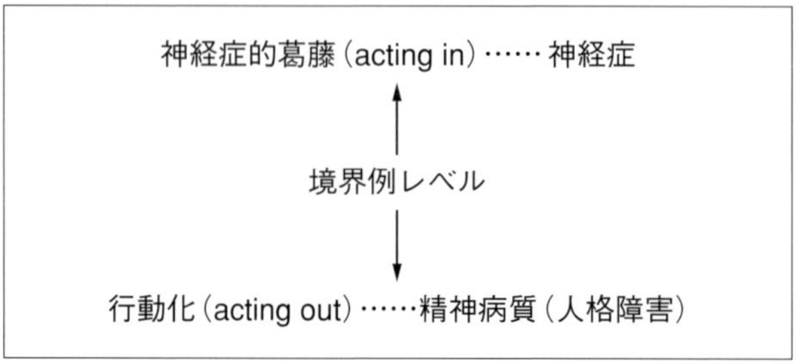

```
┌─────────────────────────────────────────────┐
│     神経症的葛藤 (acting in) …… 神経症      │
│                    ↑                        │
│                境界例レベル                  │
│                    ↓                        │
│    行動化 (acting out) …… 精神病質（人格障害）│
└─────────────────────────────────────────────┘
```

図2　神経症的葛藤と行動化

しているのに対し，反社会性パーソナリティ障害はもっぱらその反社会的行動のみによって規定されている。その個体には精神病理学的に明らかな異常と認められる所見はない。言い換えると個体病理の次元ではなく，社会病理の次元でしか捉えることはできない。反社会性パーソナリティ障害なる診断名は，犯罪社会学派がいうまでもなく，社会的な価値判断を伴ったラベリングであるといっても過言ではない。したがって原理的に考えると，反社会性パーソナリティ障害については medical model による治療という概念は成立せず，legal model による矯正の対象と考えるべきものである。

　これに対し，同じくB群に属する境界性パーソナリティ障害，演技性パーソナリティ障害，自己愛性パーソナリティ障害については，それぞれ特徴的な精神病理学的な所見がみられる。彼らにおける触法行為は精神分析的観点から症状と等価なものとしての行動化 acting out として捉えるのが妥当と思われる場合がしばしばある。つまり，個体の素因として何らかの精神機能の不均衡や失調があり，それらが社会的発達の過程で助長され，顕在化したと考えられる。仮に彼らが遺伝的素質として犯罪に陥りやすいという経験的事実があるならば，それは生来性犯罪者説を唱えたロンブローゾら犯罪生物学派の主張を示唆することになろう。彼らに対しては治療的な合意が得られれば，神経症の治療に準じた技法が適用される可能性が残っている。

　シュナイダーによると，人格が平均から偏倚・逸脱しているために自ら悩むのが神経症であり，他人を悩ませるのが精神病質とされており，後者は操作的診断基準のパーソナリティ障害に対応している。神経症は病院臨床に，精神病質は矯正施設にというのが原則と思われるが，実態としては神経症と精神病質という2つの表現形態の間にはさまざまな移行型があり得る（**図2**）。一方では病院臨床の

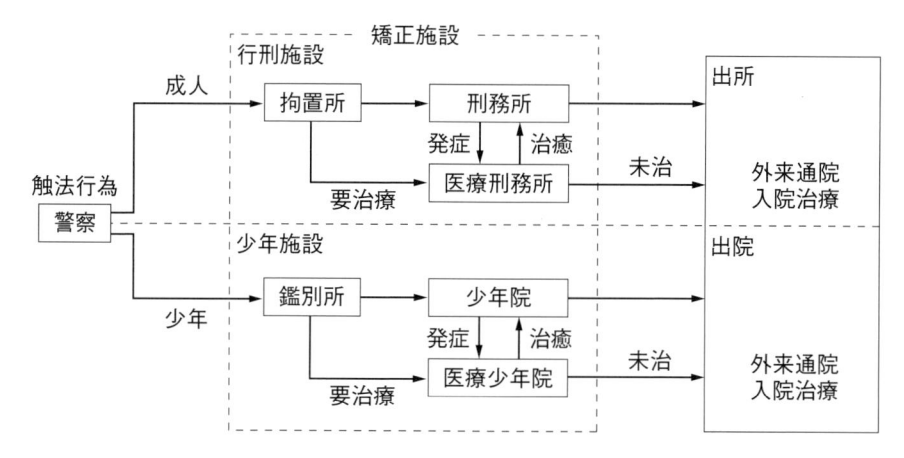

図3 矯正施設の概要

なかで神経症が精神病質の色彩を帯びてくるといった，いわゆる iatrogenic borderline の問題があり，他方では矯正施設のなかで精神病質が「神経症化」し，治療関係が芽生えるといった現象がみられる．

2．矯正施設で見られる行動化型事例

　病院と比較した場合，矯正施設の特徴はハード面では強固な建物の構造であり，ソフト面では厳格な規律に基づいた運営である．病院では，最前線で常時患者に接するのは医療従事者であるが，矯正施設では看守や教官など保安や教育を職務とする者が最前線に配備されており，常時被収容者と接している．したがって処遇の中心となるのは看守や教官であり，医療行為はその立会いのもとに行われる．すでに病気が判明している者を収容している医療刑務所と医療少年院を除く矯正施設において医療が被収容者とかかわる場面は，入退所時および定期の健康診断を除くと，被収容者が自覚症状を訴え，診察を希望するか，または看守や教官が被収容者の異常な言動を察知して医務課に診察依頼をするかの二通りに限られている．

　精神科領域に関して言えば，前者のパターンには神経症圏が多く，後者のパターンには精神病圏やパーソナリティ障害圏の患者が多く見られる．後者の中には，病院臨床ではめったに出会うことのない，もっぱら行動症状を中心とした処遇困難なパーソナリティ障害が含まれている．

a. 行刑施設で見られる事例

すでに述べたように行刑施設とは成人を対象とした矯正施設であり，**図3**のように拘置所，刑務所および医療刑務所の3つがあり，それぞれ異なった機能を有している。

1) 拘置所

拘置所は裁判で結審が出るまでの間，再犯や逃亡の恐れのある者の身柄を拘留する施設である。その特徴は，十分な容疑があり起訴されてはいるが，判決を待っている被収容者の立場や身分の不安定性にある。したがって，拘禁されてはいるものの，自由の制限は必要最小限であり，通信や面会，新聞や雑誌の閲読その他，物品の購入に至るまでかなりの程度許容されている。

しかし社会生活を奪われていることからくるストレスと，被告として原告と争うなかから生じる負荷などがあり，ほとんどの未決拘禁者は大なり小なり心因反応を起こしているといっても過言ではない。特に初犯では不安，焦燥，抑うつなどの精神症状や不眠，食欲不振，全身倦怠感などの身体症状を訴える者が多く，神経症的な問題を抱えている。

外国人の場合には異国の生活習慣との違いからくるギャップ，宗教上の問題，日本語が不自由なために自分の置かれた状況が理解できないことからくる不安などがあり，拘禁爆発やレッケの昏迷に至ることも稀ではない。

また殺人などの重罪犯では，自分が人の生命を奪ったという自覚から罪の意識や後悔の念を抱き，抑うつ的になって自殺を企てたり，死刑判決を受けるのではないかという恐怖から直面し難い現実を否認し，体系的な妄想を構築する場合もみられる。

その他，待遇の改善や裁判を有利に運ぶことを目論んで，ハンガーストライキを行ったり，自傷を繰り返して何度も医療上の処置を受けたり，客観的な所見がまったくないにもかかわらず，執拗に身体不調を訴え，意識的または無意識的に病人の役割を演じようとする場合がみられる。また刑罰を逃れるために奇抜な言動をしたり，幻覚・妄想などを訴え，精神病を模倣する場合もある。このように拘禁状況において反抗や黙秘に加え，詐病，ヒステリー（解離性障害），虚偽性障害ならびにさまざまな行動症状が複雑に絡み合って病像が捉えにくくなっている現象は拘禁着色といわれ，特に未決拘禁者において顕著にみられる。

2) 刑務所

刑務所においては，拘禁着色はかなり緩和される。その理由として考えられる

のは，有罪判決が下り，刑期を含め被収容者の立場・役割が明確に規定されていることである．ちなみに受刑者同士が使う隠語で，未決から既決になることを「垢落ち」と言うが，これは裁判中の葛藤がなくなることを意味している．拘置所と異なり，刑務所では自由は大幅に制限され，厳しい労働が課せられる．有期刑の場合，成績が優秀であれば，仮釈放という制度があるので，被収容者は早く出所するという新たな目標を持つことになる．その目標に向かって人一倍努力する者もいれば，刑期の短縮など考えず，なんとか楽をして勝手気ままに過ごそうとする者もいる．後者のなかの処遇困難な類型として，おおまかに3つのタイプをあげることができる．

　第1には，器物破損，自傷，暴行などの衝動的な破壊行動が前景に立つタイプであり，保安の観点から注意を要するものである．これらのなかには，てんかん性不機嫌状態，躁うつ混合状態あるいは激越性うつ病，統合失調症の被害妄想などに起因するケースがあり，医療が関与することによって問題解決に向かうこともある．

　第2には，精神または身体症状を執拗に訴えて，医療に逃げ込むタイプである．これらのなかには，詐病，ヒステリー（解離性障害），心気症，セネストパチー，仮面うつ病などさまざまなものが含まれているが，特に詐病やヒステリー（解離性障害）の場合には，医療の関与の仕方により症状が増悪したり，複雑化したりすることもあるので慎重を要する．

　第3には，いわゆる訴訟狂といわれるタイプであり，処遇にあたる者は神経をすり減らされ，場合によっては裁判に出廷したり，膨大な書類の山を処理しなければならなくなることがある．訴訟のテーマがたまたま病気に関することであれば医療スタッフがかかわることはあるが，妄想型統合失調症を除いて精神医学的に治療的関与をする余地はほとんどない．

　以上述べた処遇困難な3つの類型については，刑務所の医務課では対処しきれない場合には，確定診断を含めて専門的な治療を受けるために医療刑務所に移送されることになる．

3) 医療刑務所

　医療刑務所は受刑者のなかで身体的あるいは精神的疾患を問わず，医学的に専門治療が必要と判断された者を収容する施設である．拘置所から直接医療刑務所に移送される場合と，いったん刑務所に移送され，新たに病気が発覚して刑期の途中で医療刑務所に移送される場合がある．また，刑期内で病気が治癒した場合

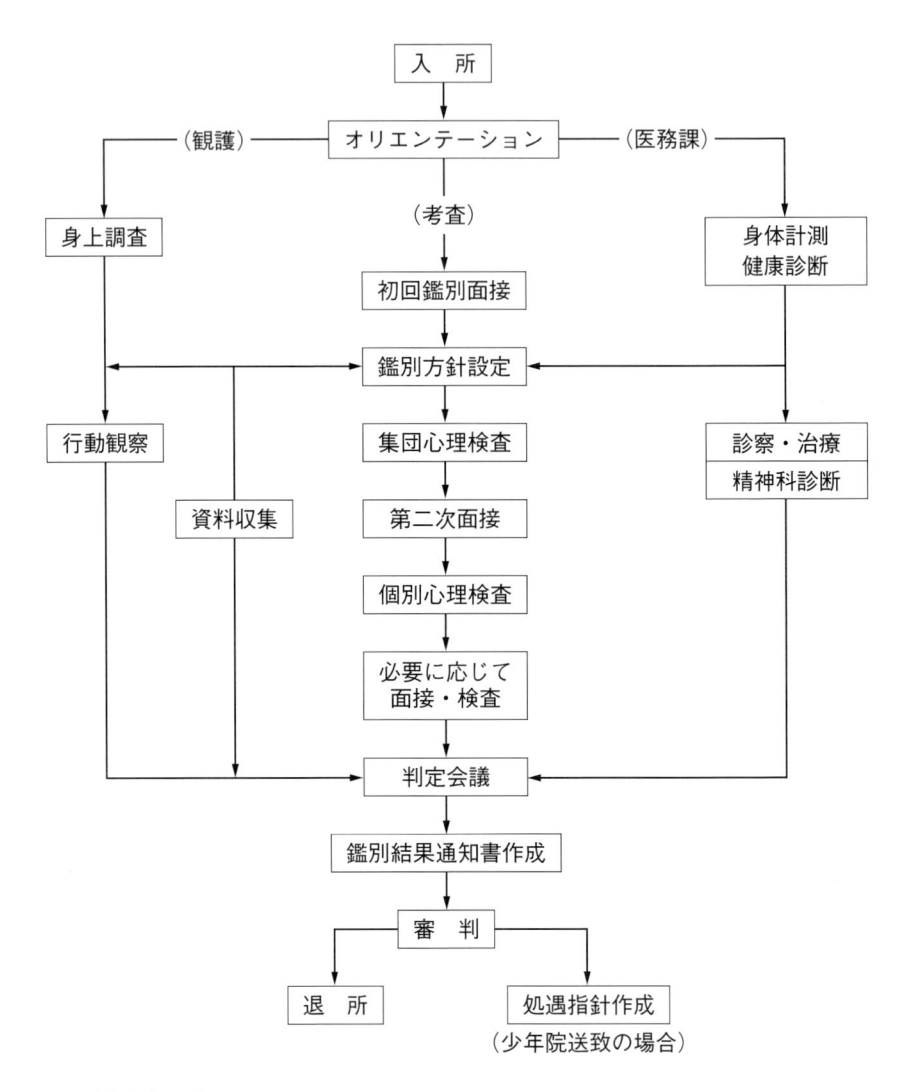

図4 鑑別プログラム

には医療刑務所から元の刑務所に戻されることもある。

　精神科疾患に関しては，第1に，すでに述べたように精神病性犯罪者が医療刑務所の対象となる。これら狭義の精神障害のなかで特に多くみられるのは覚せい剤やアルコールによる薬物性精神病である。薬物性精神病は，元来の人格傾向と

しての反社会性と薬物の作用による脳の器質的な変性が重なり合って，しばしば複雑な病像を呈する．特に行動症状が前景に立つ場合には処遇困難であるばかりでなく，治療的なゴールすなわち治癒像を想定することさえ不可能に近い場合がある．内因性精神病の占める比率は精神科の閉鎖病棟と比較して特に高いわけではない．統合失調症については，人格が荒廃して欠陥状態に陥っていく過程で，通常の社会生活から脱落し，放浪するなかで公務執行妨害や無銭飲食をして刑に服する者がみられる．躁うつ病については，これまでの文献を見ると，うつ状態における拡大自殺を除いて犯罪とは縁遠いといわれてきたが，実態としては単極性うつ病のなかに窃盗や置き引きなど，どちらかといえば受動的な弱力型がみられ，双極性については強盗や詐欺などの能動的な強力型がみられる．

第2に問題となるのは広義の精神障害であるが，単に神経症という病名だけで医療刑務所に送致されることはまずあり得ない．心因反応という病名で送致されてくるもののほとんどは，幻覚・妄想などの精神病症状が活発で会話が成立せず，受刑生活に支障をきたしている場合か，拒食，異物嚥下，自傷，器物破損，暴行などの行動症状が激しく，処遇困難な場合である．

b. 少年施設で見られる事例

少年施設は14歳から20歳までの少年を対象とした矯正施設である．図2（152頁）のように成人施設と同様に，少年鑑別所，少年院および医療少年院の3つがあり，それぞれ拘置所，刑務所，医療刑務所に対応している．年齢については20歳を越える場合には新たに収容継続の手続きが必要であり，特に医療少年院においては，必要と認められれば施設長の権限により26歳まで収容することが可能である．

1）少年鑑別所

少年鑑別所は鑑別結果と調査官の記録をもとに家庭裁判所が審判結果を下すまで，少年を収容する施設である．図4のような流れにしたがって鑑別が行われる．収容期間が原則的に4週間以内と限定されていることと，審判の結果，社会に戻れる可能性が大きいところが，成人施設である拘置所との大きな違いである．拘置所と同様に拘禁着色はみられるが，成人の場合，意図的な戦略といった面が強いけれども，少年の場合は，より無意識的・本能的で，急性の原始反応といった色彩が強い．行動症状としては，例えばガラスを割ったり，ボールペンを飲み込んだり，タオルで自分の首を締めたりするなどの衝動行為，拒食や嘔吐などの食行動異常，失声や失立失歩などの典型的なヒステリー症状がしばしばみら

れる。これらの行動症状のなかでも特にヒステリー症状は，審判の結果，試験観察となり，自宅に帰れると知るや否や軽減することが稀ではない。このような行動症状に対して確定診断をして信頼関係を築き，精神療法を行うにはあまりにも収容期間が短いので，横断面で応急処置を施す程度の関係にとどまることが多い。

2) 少年院

　少年院は，事件の重大性，再犯の可能性，資質の問題性，不良交友の広がり，保護義務者の受け入れなど，さまざまな状況が総合的に考慮され，社会内処遇が困難であると判断された少年を矯正教育するための施設である。家庭裁判所の処遇勧告にしたがって設定された処遇期間のなかで，個々の少年について段階的処遇計画を立て矯正教育を進めていく。矯正教育プログラムとしては職業指導，生活指導，教科指導および体育・特別活動の4つの領域がある。すでに鑑別所の段階でスクリーニングされているので，見逃されていた精神病が少年院にきてから発覚することは少ないが，集団生活に付いて行けなかったり，対人関係で問題を起こして反応性の精神障害に陥ることがある。比較的多くみられるのは，ヒステリー性の健忘や失神など解離性障害，自傷や自殺企図など行動症状が先行する反応性のうつ状態である。また，覚せい剤乱用歴のある者のなかには状況依存的で断片的な幻視や幻聴を執拗に訴える者がある。その他，拒食や嘔吐が続き，体重が異常に減少して身体管理が必要になるような摂食障害もみられる。このような事例のなかで少年院の医務課の手に余る者は医療少年院に送致されることになる。

3) 医療少年院

　医療少年院は成人の医療刑務所に対応する施設である。すでに述べたように非行性の進んだ少年は少年鑑別所に収容され，鑑別結果に基づき家庭裁判所の審判により少年院に送致されるのが通常であるが，

・精神または身体の疾患や障害により専門的医療を必要とする者
・精神発達遅滞や情緒的未熟などのため特殊教育を必要とする者
・妊娠中の女子少年

などは医療少年院に送致される。また，いったん一般の少年院に送られ，そこで発病して医療少年院に転院する場合もある。したがって医療少年院は一般の少年院と異なり，少年の専門的医療と矯正教育の双方を行う施設である。1949年の少年法・少年院法により，非行と密接な関連があり，社会復帰の妨げにもなっ

ている疾病の治療が矯正教育をしていく上で重要であることが認識され，医療少年院が設立された。

　医療と教育は，在院少年の男女の別，年齢差，非行の度合，疾病の種類と程度に個人差があるため，個々の必要性に応じた治療と教育を考慮した処遇計画を医務担当と教務担当が共同して作成・実施している。診療科目については，精神科，内科，外科，産婦人科などの医師が常勤しており，眼科，耳鼻科，皮膚科，歯科などは必要に応じて専門医が診療にあたっている。

　教育については，非行の原因を取り除き，心身ともに健全な少年として社会復帰できるように，次のような内容できめ細かく指導が行われている。

・日常生活に関する指導，交換日記，カウンセリングなど健全な生活習慣形成のための生活指導
・覚せい剤など非合法な薬物使用，性的な逸脱行為，家庭や交友関係の問題などについては，その問題性の解明と解決を図るグループワークや視聴覚教材などによる指導
・農園，陶芸，版画などの作業やレクリエーション活動
・洋裁，手工芸などの職業指導
・中学未修了者への教科指導
・体操，球技などの保健体育指導

　出院については，収容期間内に病気の治療が終結し，医療措置が不要になった少年はさらなる矯正教育を受けるために一般少年院に送られる。しかし，段階的教育目標をすべて達成し，社会復帰できる程度に改善更生の進んだ少年は家族調整のうえ，退院（または仮退院）する場合もある。なお退院時に病気の治療が十分でない少年は一般社会の医療機関で治療を継続することになる。特に，自傷・他害の恐れのある精神障害と判定された場合には，措置入院という形で一般社会の病院に継続収容されることもある。

3. 行動化型事例の施設治療 ─医療少年院の事例から

　これまで矯正施設全般について概略を説明し，それぞれの施設でみられる事例の特徴について述べてきたが，行動化型事例の治療について，筆者が現在勤務している医療少年院の現場を中心に述べる。ただし行動化型事例を精神分析的な意

味の行動化 acting out に限らず，問題行動が前景に立つ広義の精神障害とする。このように問題行動に着目すると，少年鑑別所に入る非行少年のほとんどが行為障害 conduct disorder の操作的診断基準を満たしており，その中で少年院送致になった者のほとんどは一般少年院に送られるのが現状である。結果として行動化型事例のなかでも特に重症で処遇困難な事例が医療少年院に集積することになる。

以下，医療少年院でみられる行動化型事例を，行動の側面からおおまかに破壊・攻撃行動，食行動異常，奇行，虚言の4つに分類し，それぞれについて鑑別診断と治療のポイントについて簡潔に述べる。

a．破壊・攻撃行動

他人や物に向かうものと自分に向かうものとの2つに分かれ，それぞれ対処の仕方が異なる。

対人暴力や器物破損など攻撃性が外に向かうタイプは，medical model では記述し難く，しいて言えばシュナイダーの精神病質の類型の爆発性に発揚性または無情性が加わっている混合型が多くみられる。てんかん性不機嫌状態，躁うつ病混合状態あるいは激越性うつ病，統合失調症などに起因するものを除けば，ほとんどは医療というよりは矯正教育の対象と考えるべきものである。破壊・攻撃行動の目的が自己防衛である場合には，矯正教育を中心とした処遇のなかで自分の身の安全が保証されていることと，破壊・攻撃行動が自分の得にならないことを学習すると，大半は自然に落ち着いてくる。ただし，精神発達遅滞，注意欠陥・多動性障害（ADHD），衝動性制御の障害が背景にある場合には，こじれることが多い。

これらと比較し，自傷や自殺企図など攻撃性が内に向かうタイプは，神経症的な葛藤を抱えていることが多く，医療が主にかかわることになる。人格診断としては，境界性パーソナリティ障害，演技性パーソナリティ障害，自己愛性パーソナリティ障害などがよくみられる。希死念慮を訴える者は多いが，内因性うつ病を除くと真に自殺を決意していることは少ない。リストカット，異物嚥下などの自傷行為は，最初は何らかの具体的な動機があり，cry for help の信号であることがほとんどであるが，繰り返していくうちに動機は薄れ，薬物依存と同様に悪癖となっていることがある。つまり，自傷行為が始まったきっかけや原因と，その行為が止められず，繰り返されているメカニズムは異なっていることが多い。したがって，第1には自傷行為に至った経緯を回想させるなかで問題を言語化さ

せること，第2には生活環境を変え，治療スタッフの役割や治療・教育プログラムを組み替えることにより，行動パターンを変容させて無害なものにすることが重要である。

b. 食行動異常

食事の時間や量が管理されているので，過食や盗み食いはほとんど問題にならない。問題となるのは不食と嘔吐である。不食は，反抗，処遇改善のためのかけひき，宗教・政治的信念によるものなど合目的的な自らの意志によるハンガーストライキから，拘禁反応としての拒食，摂食障害の症状としての拒食まで幅広くみられる。摂食障害には，しばしばPTSDや覚せい剤乱用が合併している。嘔吐を伴うものは，より重症である。なかでも拘禁状況における原始的な嘔吐は厄介であり，ときに拘禁を解除しなければ嘔吐が止まらない事例もみられる。総じて体重減少が著明で生命的危機に至るような摂食障害を除けば，治療的介入をするのは困難な場合が多い。

c. 奇行

強迫性障害または強迫性パーソナリティ障害，ヒステリー（解離性障害），統合失調症や薬物性精神病の幻覚・妄想状態でみられるものなどがある。特に強迫症状は拘禁状況で増悪することが多いので，体育やレクリエーションなどで自由にエネルギーを発散させる機会を設ける工夫が必要である。ヒステリーについては，疾病利得が発生しなくなるように医療と教育が連携して処遇体制を作ることが効果的である。統合失調症や薬物性精神病は薬物療法が主体となる。ただし，覚せい剤やシンナー乱用の後遺症でみられるフラッシュバックは状況依存性があり，薬物療法の効果はあまり期待できない。

d. 虚言

言語行為であることから，これまで述べてきた破壊・攻撃行動，食行動異常，奇行などの非言語的な行為とは区別されるべきものである。法律が言語を媒体とした社会的合意であることを踏まえると，虚言は本質的な意味で反社会的であり，虚言それ自体が矯正教育の対象と考えられる。「嘘は泥棒の始まり」という言葉があるように，虚言は万引，窃盗，詐欺などの財産犯を中心として非行・犯罪と密接な関連を持っている。

虚言のなかにはヒステリー性健忘，ミュンヒハウゼン症候群の作話，統合失調症の事実否認，精神発達遅滞の事実誤認，躁状態における誇大的な発言などと紛らわしい場合がある。医療の立場からは鑑別診断をすること自体が最も重要で

ある。

4. 事例と解説

事例54　薬物乱用（17歳，女子F）

　Fが1歳のころ，実父は離婚しており，消息不明。実母の再婚相手はノイローゼで自殺したという。実母には他に暴力団関係者の内縁の夫がいたらしい。実母は若いころに非行歴があり，覚せい剤も使用したことがある。精神的に不安定で，特に酒を飲んで興奮し，Fに罵声を浴びせたり，暴力をふるったりすることもたびたびあったという。これまで「統合失調症」の診断で何度か精神病院の入退院を繰り返しているが，現在は比較的安定しており，精神科外来に通院し服薬治療中である。実母の姉は「アルコール依存とうつ病」，実母の弟は「家族に暴力をふるう人」とのことである。

　母子家庭で貧しかったこともあり，小学校のころは友だちができず，よくいじめられて学校を休みがちだったという。小学校5年の時「不良っぽくすればいじめられないかと思い」髪を染めたりしたところ，ますます浮いてしまい，友人ができなくなったという。小学校6年からシンナー吸引が始まり，中学になると万引や家出で児童相談所に係属となる。ライターガスや大麻の吸引，飲酒など嗜癖傾向が顕著になり，中学卒業後も職を転々とし，友達の家を泊まり歩くなど乱れた生活をしていた。また，憧れていた芸能人の死をきっかけに手首を切り自殺未遂をして以来，リストカット，大量服薬などで何度も精神病院の入退院を繰り返していた。17歳の時，シンナー吸引時，母親に通報され逮捕となる。少年鑑別所を経て，薬物乱用後遺症の疑いで医療少年院送致となる。

　入院当時，表情は抑うつ的であったが，コンタクトはよく，的外れ応答も見られなかった。些細なことで敏感に反応し涙ぐむなど，喜怒哀楽の激しさがうかがわれた。両手指の爪は指噛みのため短くなっており，両腕にはリストカットの痕が多数残っていた。睡眠障害，食欲不振，便秘，全身倦怠感などの身体症状ならびに，不安，抑うつ，希死念慮などの精神症状が盛んで，情緒の不安定さが目立っていた。また，いわゆるフラッシュバックと思われる断片的な幻聴や幻視の訴えもあったが，作為体験などの自我障害は見られなかった。

　解説　本事例の診断については，入院に至るまでの問題行動リストを見ると，**表13**のように行為障害の診断基準を満たし，小児期発症の重症型に該当して

おり，薬物乱用後遺症および境界性パーソナリティ障害が併記される。
　Fの行動症状と精神症状の連関を整理すると**表14**のようになり，いわゆるシーソー現象が見られた。1年半におよぶ治療経過において何度か器物破損，対人暴力，自傷行為などが見られ，揺り戻しはあったものの，ハードおよびソフトともに強固な治療構造をもつ矯正施設のなかで行動症状は徐々に抑制され，精神症状が顕在化し言語化されていった。主治医の治療的かかわりとしては，矯正教育期間である新入時，中間期，出院時と連動して，それぞれ，薬物乱用後遺症の症状に対する薬物を主体とした対症療法と支持的・受容的面接，問題性に対する直面化と神経症的葛藤に焦点をあてた集中的な個人精神療法，再発・再犯を予防するための心理教育 psychoeducation と退院後の環境調整を念頭に置いた家族療法を行った。

治療経過中，面接場面において，それぞれの行動症状に関連して，F自身が語った言葉を抜粋すると次のようになる。

① 衝動的暴力：「他人が恐い。何をされるかわからない」「周りの人はみんな敵に見える。やられる前にやってやる」「不安になると頭の中が真っ白になる。パニックになって暴力をふるってしまう」「暴れた後，自分が何をやったかよく憶えていないことがある」

表13　事例54の問題行動リスト

行為障害の診断基準を満たす問題行動	その他の問題行動
・暴行，傷害，恐喝………A，B基準に該当	・物質乱用（覚せい剤，シンナー，ライターガス，大麻，アルコール）
・万引，バイク窃盗………C基準に該当	・性的逸脱行為（売春，乱交）
・怠学，家出，不良交友…D基準に該当	・自傷，自殺未遂（リストカット，大量服薬）

基準A〜Dは表4参照（6頁）

表14　行動症状と精神症状

	行動症状	精神症状
1	衝動的暴力	不安発作，易怒性
2	物質乱用	対人恐怖，依存性
3	自傷，自殺未遂	抑うつ気分，離人感
4	性的逸脱行為	孤独感，不安感

表15　事例54の治療経過

第1段階	不満，反抗，怒り
第2段階	抑うつ感，絶望感
第3段階	不安，当惑
第4段階	希望，不安，焦燥感
第5段階	信頼感の回復，規範意識の芽生え
第6段階	退行，外傷体験の想起
第7段階	自我の再構築，社会化

② <u>物質乱用</u>：「自分は簡単なことも人並みにできない」「恥ずかしい。人前で話ができない」「他人がいると緊張する。ぎこちなくなってしまう」「本音が言えない。しらふじゃ何もやっていけない」

③ <u>自傷，自殺未遂</u>：「不安で苦しい。死んだほうがましだ」「時々，憂うつになって死にたくなる」「自分が嫌になって自分を傷つけたくなる」「生きている実感がしない。手首を切って血を見ると，はっとわれに返って安心する」

④ <u>性的逸脱行為</u>：「寂しかった。男なら誰でもよかった」「どうせ誰も自分を受け入れてくれない」「自分が情けなく，自分をボロボロにしたかった」「酒を飲んでも男に抱かれても，その時だけで，寂しさを紛らわせることはできなかった」

次に事例54の治療経過を時系列に沿って整理すると，**表15**のように7段階に分けて考えるこができる。さらに面接場面で語られたF自身の言葉から精神内界の変化について各段階を追ってみると，以下のようにまとめられる。

第1段階：「シンナーぐらいで何で私がこんな所に入らなければならないのか！」「納得できない」「お母さんが入院すればよかった」

第2段階：「1年間も耐えられない。死んだほうがましだ」「何もやる気がしない」

第3段階：「これからどうしていいかわからない」「ここでやっていけるかどうか不安だ」

第4段階：「1人でいるのが寂しい。不安だ」「みんなと同じようにやっていきたい」「他の生徒が気になる。時々，むかつく」「暴れちゃいそうな自分とそれを抑えようとする自分が戦っている」

第5段階：「人生まんざら捨てたもんじゃない。いい大人もいるもんだ」「私にもできそう」「規則違反をしてしまうんじゃないかと心配」「1つずつ憶えて，ここでやっていくしかない」

第6段階：「（治療者に向かって）パパ早く来て」「食べると吐いてしまう。お粥にしてほしい」「うんちが出ない」「私はお母さんには虐待されたけど，周囲の人には恵まれていた」「私は小さいころからお母さんに必要なことを教えられていない」

第7段階：「ここが少年院だという気がしない。私はここできちんとやって，ここから出ます」「下級生からどう見られているか気になる。上級生としてプレッシャーを感じる」「先生の立場もわかる」「お母さんと私は似ている」「私は変わった。お母さんにも変わってほしい」

5．矯正施設での治療目標

　行為障害の治療目標は「問題行動の除去」による社会適応と自己実現であると考えられる。重症の行為障害における「問題行動の除去」は，矯正施設というハードおよびソフトともに強固な枠組みのなかで，医療部門と教育部門が緊密かつバランスのとれた連携のもとに総合的，全人格的な働きかけをすることによって可能となる。治療・教育が進み，規範が内在化される過程において神経症的葛藤が生じ，言語化される。ここで初めて本格的な精神療法的アプローチが可能かつ有効となる。この段階で見られる神経症的防衛機制のタイプに応じて治療の戦略が立てられることになる。

　しばしば治療・教育が終結する手前で良性の退行状態を経過することがある。一見，悪化したかに見えるこの段階を経て自我が再構築され，社会化に向かうことが多い。治療・教育はいわば「育て直し」であり，それは発達，つまり成長と学習を大前提にしている。このように発達的観点が重要な位置を占めているところが，行為障害とパーソナリティ障害の治療の根本的な差異である。

　これまで行為障害の治療は，病院臨床ではなく，主に矯正施設における非行少年の矯正教育という形で行われてきたが，最近になって改めて精神医学の観点から見直され，「行為障害」という概念がクローズアップされたということができる。矯正教育は，精神医学の言葉に翻訳すると，発達心理学と教育学を踏まえ，矯正施設という特殊な環境下で行われる認知行動療法と精神療法の組み合わせであるといえる。

カテル（R. B. Cattel）によると，「人格とは，ある状況におかれた時に，その人が選択する行為を告げるもの」とされる。この文脈で行為障害の治療を考えると，認知行動療法とは主に非言語的なアプローチすなわち行動訓練などを通したより適応的な行動パターンの学習であり，精神療法とは主に言語を通した人格への働きかけであり，内省と洞察を促すことにより行為の意味を変容させることである。認知行動療法と精神療法に加え，ハード面およびソフト面ともに強固な構造を持つ矯正施設では，行為の発現の場である状況を厳密にコントロールすることができるので，行為の主観的および客観的な意味づけを変容させ，その結果，障害となっている行為を除去させることが可能となるのである。

参考文献

1) American Psychiatric Association (1993)：Diagnostic and Statistical Manual of Mental Disorders, 4th edition (DSM-Ⅳ). Washington DC.
2) Gruhle HW (1955)：Gutachtentechnik. Springer, Berlin. 中田　修 訳 (1979)：精神鑑定と犯罪心理. 金剛出版.
3) 法務省矯正局 (1998)：現代の少年非行を考える－少年院・少年鑑別所の現場から. 大蔵省印刷局.
4) 法務省矯正局 (1999)：家族のきずなを考える－少年院・少年鑑別所の現場から. 大蔵省印刷局.
5) 星野周弘，他 (1995)：犯罪・非行事典. 大成出版社.
6) 野村俊明，奥村雄介，青島多津子 (1999)：躁状態で非行を重ねた少女の1例－双極性気分障害と少年非行との関連について．犯罪学雑誌 65 (2)：61-65.
7) 野村俊明，奥村雄介 (1999)：行為障害と少年非行. 精神科治療学 14 (2)：147-152.
8) 奥村雄介 (1990)：拡大自殺を行なった女性例3例について（うつ病と拡大自殺－その精神医学的考察）．犯罪学雑誌 56 (6)：281-290.
9) Okumura Y, Kraus A (1996)：Twelve patients with extended suicide — psychology, personality, motivation, previous history and psychosocial conflict environment. Fortschr Neurol Psychiatr 64 (5)：184-191.
10) Schneider K (1980)：Klinische Psychopathologie. G Thieme, Stuttgart.
11) World Health Organization (1992)：The ICD-10 Classification of Mental and Behavioural Disorders. Geneva.

III. 社会での治療・教育の基本

1. 基本的な考え方

　ここでは，非行少年を対象とする矯正施設外での精神科治療について論ずる。ただし，本書は医療少年院での経験をもとに記述されたものであり，この経験をいかに敷衍していくかという出発点に立っているに過ぎない。非行少年の精神科外来での治療について，わが国には十分な経験と理論が蓄積されているとはいえない。以下に，医療少年院での経験から重要と思われる点を記述する。この部分を充実させていくことは今後のわれわれの課題であるが，そのためには各方面の専門家との共同作業が必要である。

　これまでみてきたように，犯罪を行う少年の養育環境や資質は実にさまざまである。また，1人の非行少年の生活史をつぶさに追っていくと，その少年が非行に至った何か1つの理由や動機がはっきり指摘できることはむしろ少ない。複雑な，多くは不幸で不運な要因が絡み合って，非行に至ったと理解されることが多い。矯正施設内での治療教育は，施設に収容することで，こうした極めて多様な要因を一時的にせよある程度コントロールすることができる。一方，社会内での治療教育では，非行少年の資質や環境の多様性がそのまま表面化する。また，一般に行動化を制限することが困難であり，医療という保護的な場が逆に行動化を強めることもありうる。例えば境界性パーソナリティ障害でしばしばみられる治療の枠組みを破る逸脱行動は，医原性の色合いが強いとの指摘もある。

　精神医学的治療という観点からすれば，まず少年の非行や問題行動が，どの程度精神症状に支配ないしは影響されているかを正しくアセスメントすることが不可欠である。精神症状による影響を受けており，治療が進めば非行性の改善が望まれる事例がある。この場合は，精神医学的治療が最優先されることはいうまでもない。

　一方，治療が進むことが必ずしも非行性の改善に直結しない事例もある。治療が進み精神症状が軽快したにもかかわらず，非行性に変化がみられない場合，人格的な要因が基底にあると想定することになる。こうした事例を精神科医が単独で抱え込むのは困難である。このアセスメントを誤って，ずるずる治療関係が継続すると，治療者が身動きのとれない状況になってしまうことがある。ただし，

臨床的に何らかの精神症状がある場合，治療を始めてみないことには治療効果の判断が難しい場合が多い。治療を行いつつ，精神症状と非行性の関係を評価し，そのつど治療の方法を検討していく必要がある。したがって，治療開始時に本人や家族に対して安請け合いをしないことが賢明な態度である。

精神医学的治療はスタンダードな性格のものがよい。非行少年や犯罪者だからといって，何か特別な治療法があるわけではない。過度の同情や思い入れは禁物であり，まして治療的な野心は禁忌である。難しい治療だからこそ，いっそうスタンダードな治療を心掛けることが望ましいといえよう。病状の悪化に伴い，行動化や衝動行為が認められる事例では，慎重に鎮静に重点をおく治療を行っていきたい。これも一般的な治療の原則であって，格別のことではない。

例えば覚せい剤乱用のような触法行為を認めた場合の対応は，事例ごとに異なってくると思われる。依存や嗜癖は確かに精神医学的問題ではあるが，だからといってすべての行動を医療レベルで対応すべきではない。警察への通報を家族に勧めることもありうる。乱用をやめるためには，矯正施設への収容が避けられない場合もある。また，精神科の外来で対応できる行動化には，それぞれの医療機関の規模や体制によって限界がある。家族や本人が警察への通報を拒み，医療の内部での対処を望むとしても，精神科医と医療施設は対処できる見通しがもてないことを抱え込むべきではない。

次には，精神医学的問題が関与しているが，それが中心的な役割を演じているとは考えにくい事例への対応を述べる。これは広い意味での精神療法的なアプローチである。まだまだ臨床上のヒントにとどまる内容である。

2. 心理的アプローチの基本

前述したように，心理的アプローチを行うに際しては精神症状と非行・犯罪との関係に関するアセスメントが必須である。精神症状のアセスメントについては成書や本書第2部に譲るとして，ここでは「非行性」のアセスメントについて述べる。精神症状が非行に直接関係していない場合，精神科医の役割は補助的なものにとどまる。あるいは，精神医療とは関係がないとする考えも成立するかもしれない。しかし，精神科医も専門家の一員として，少年の非行問題への対応の一端を担うことが求められている。あるいは，教育機関その他に通わず精神科の外来にしかやってこない非行少年もいるのは事実であり，ある程度対応せざるをえないであろう。ここで触れるものは，そうした場合の対応の基本である。

III. 社会での治療・教育の基本

アセスメントに必要な情報として，非行の動機ときっかけ，内容，始まりの時期，単独犯か集団か，主犯か従犯か，家族養育者の様子と少年との関係，などがある。これに精神医学的な情報を加えてアセスメントを行っていく。

以下の記述は，1970年代以降に米国で試みられた非行の類型化に関する議論と治療論を参考にしている[1,2,4,6]。米国精神医学会でもDSM-III-Rまでは，心理特性や行動特性に基づく行為障害の下位分類が試みられていた。わが国でも，Exnerら[2]などに依拠しながら，藤岡[3]，中村ら[7]，野村[8,9]などがこの枠組みを採用して治療論を述べている。しかし近年，DSMではこうしたタイプの類型化は放棄されている。行為障害の社会的転帰の予測には非行がいつ始まったかが最も重要であり，心理特性や行動特性による分類が，治療教育を考えるうえで必ずしも有効とはいえないとの評価があるためであろう。ただし，眼前の少年少女への働きかけを考えるにあたり，ここで述べた枠組みが一定の意義をもつことに変わりはないと思われる。

a. 集団型の一過性非行

10代の半ばになると，知らない世界への好奇心，親や大人への反発，学校生活への不適応などを背景に，ある種の反社会的行動を始める少年がいる。気のあった仲間で集団を作り，隠れて煙草を吸い，軽い気持ちで万引をする。学校は休みがちになり，日中からゲームセンターに入り浸ったり，夜間徘徊することが多くなる。それがさらに恐喝や有機溶剤（シンナー）の乱用に進むケースも少なくない。女子であれば，軽い気持ちで友人とテレクラ遊びをし，やがて援助交際（売春）に発展することもある。これらは総じて「遊び型」非行といえるだろう。行為障害の診断基準をみたすが，青年期発症であり，軽症ないし中等症に分類される。

これらの少年たちの多くは，年齢を重ねるとともに非行集団から離れていく。非行のピークは近年ではおおむね14～15歳にあり，この年齢を過ぎると落着いてくることが多い。親や教師の励ましや指導，友人や恋人とのつながりが彼らを支える。「ずっとこうもしてられない」「仕事をしなければ」と本人から考えるようになる。こうした非行少年たちは，街中で集団をなしていると近寄りがたい存在であるが，1人ひとりとゆっくり話してみれば，気持ちの通じる対話が成立する。根は素直だが自信や根気に欠ける，ほめられたり評価されたりした経験の少ない少年たちである。

このような非行少年たちは，こういう生活をしても得はないこと，仕事も持た

ず彼女(彼)とうまくやっていくのは難しいこと，などを理解していることが多い。非行が続くかどうかの分かれ目は，多くの場合，反社会的な帰属集団（非行仲間・暴走族・暴力団など）と親・友人・教師などと，いずれの絆が強いかで決まってくる。彼らの多くは親や教師など周囲の大人が関心をもって近づけば，それに応えてくれる。彼らが家族・学校・職場などに愛着をもてれば，その非行は一過性で終わる。周囲の大人が彼ら自身のことを心配し，気にかけ，しかし彼らが変化していく可能性を信頼して冷静に対応すれば，こうした10代半ば前後から始まった非行は収まっていくことが多い。

　臨床家に必要なのは，非行歴・性格傾向・養育者との関係などを正しくアセスメントすることである。この型の非行であることが認識できれば，臨床家も家族もある程度安心して関与することができる。専門家の大きな役割の1つは保護者の安定を図ることである。

b.「行動化」としての非行

　非行が心の中の不安や葛藤の表現として理解できることがある。それまでむしろ良好な社会適応をしていた優等生やごく目立たなかった少年が，何かのきっかけで非行化するような場合である。学校生活でつまづいたり，家族内の葛藤に悩まされた少年が非行化して，万引を繰り返したり暴走族などの非行集団に所属したりする。この型の非行少年には悩みや葛藤を自覚し，非行以外の形で自分の問題に対処する方法を教えることが重要である。これは先の集団型非行の場合にもいえることであるが，彼らは心の中に生じた不安・不満・苛立ち・葛藤などをそのまま行動として表してしまう。別の言葉でいえば，そうした感情を心の中に保持できない。なかには自分が苛立っていることや葛藤を感じていることを認められない場合すらある。感情の否認と行動化はコインの裏と表の関係であるということができる。

　この型の非行少年は，精神科の外来を受診してくることがある。親に連れられてであったり，睡眠障害・心気症状・抑うつ感などが主訴であったりする。つまり，行動化以外の身体症状や精神症状を併せ持っている場合である。これは治療のとっかかりがあることを意味する。実際には，治療を継続することはしばしば困難であるが，行動化をいかにして神経症化（体験化）させていくかが治療の要諦である。葛藤を行動化してしまわないで，内面化することは通常辛い作業である。治療者としては，じっくり話を聞くしかない。これが可能かどうかは，治療者側の要因，少年の性格傾向・知的能力・衝動性の強さとそのコントロールの程

度，家族のサポートなどの要因で決まってくる。

　こうした子どもたちにとって，まず大切なのは，自分の不安・不満・苛立ち・葛藤・悲しみ・怒りなどに気づくことである。彼らはこうした（嬉しい・楽しいなどと違った）いわば否定的な好ましくない感情にひどく弱い。ひどく弱いので，それを抱えていられず吐き出してしまう。それがスポーツなどの形で適応的に表現されればよいのだが，大多数の子どもは社会的に是認される表現方法が身についていない。そのため規則を破る，物を壊す，他者を攻撃するといった非行・犯罪の形をとった行動になってしまう。行動が変わっていくためには，まず本人がその感情を理解し，気づくことが必要である。しかし，そうした感情を見つめるのは大抵の場合辛いことである。そこに周りの大人や精神科医・カウンセラーなど援助職の大切な役割がある。子どもたちが自分の感情に向かい合うという辛い作業を傍らで見守るという役割である。

　また，子どもたちの多くは物事をいろいろな角度から見ることに慣れていない。「こうだ」と決めていないと落着かないので，「そうかもしれないが，こういう面もある」といった発想を極めて持ちにくい。例えば，教師は「敵か味方か」のどちらかでしかありえない。自分たちの物の見方や考え方が極端で一面的であることを，いろいろな角度から知らせていくことも大切である。また社会的経験が不足していて，スキルが身についていないケースがほとんどである。自信は成功体験のなかでしか生まれないので，スキルを養い成功体験を積むことが重要である。そのためにはスモールステップで課題を与えること，結果に対し即時のフィードバックを行うことが必要である。これらは認知行動療法の発想と技法に近い。

c. 非行性が進んでいる場合への対応

　幼児期や小学校低学年から対人関係上のトラブルや決まりを守れないといった問題がみられ，思春期に至って単独で人の身体や財産を傷つける非行を行う少年がいる。決して数は多くないものの，非行の程度が深刻で，成人になっても続く可能性が高い一群である。非行は基本的に単独で行うか，集団で行う場合は主犯的な立場にいることが多い。行為障害の小児期発症であり，重症である。

　彼らは基本的に人間を信じておらず，孤独で不信に満ちている。一対一で面接していても，こちらに「関心を持ってもらいたい」「好かれたい」というメッセージを発してこない。彼らと信頼関係を作るのは大変難しい。受容的，共感的に接していけば，彼らの凍った心が氷解し，信頼関係ができると考えるのは少々楽観

的に過ぎる。一見良好に見えた治療関係が時間が随分たってから，実はうわべだけのものに過ぎなかったことがわかり，愕然とした非行臨床家は少なくないと思われる。もちろん，彼らも始めからそうした不信に満ちていたわけではない。多くは恵まれない環境で育った少年である。生活歴を追っていくと「こうならざるをえなかった」と感じてしまう事例も少なくない。

　しかし，その資質と環境の相互作用から，彼らは人生のどこかの時点で，人間やこの社会への愛着を「切断」している。あるいは「切断」することによってしか，自分を守れなかったのかもしれない。その理由はどうであれ，いったん「切断」して他者や社会を攻撃する側にまわった彼らに対して，受容や共感を示していけば回路がつながると考えるのは，治療や教育を行う側の「思い上がり」やファンタジーに過ぎないかもしれない。

　多くの場合，こうした事例では社会内処遇は難しい。少年院などの矯正施設での矯正教育が必要である。強固な枠組みのなかで，治療教育を受けることになる。家族によっては，逸脱行動や触法行為を精神医学的治療で治したいと考える場合がある。こうした心情は理解できるが，当然ながら精神科医は万能ではない。限界をはっきり示すべきである。警察との相談が必要な事例があることを告げるべきである。例えば，覚せい剤乱用が反復され，暴力団関係者との交流が確認できる場合，警察への相談が不可欠である。看護職が身の危険を感じたり，他の患者の安全を損なうリスクがある事例を見通しなく一般医療施設で引き受けることはできない。

3．薬物療法

　各精神疾患の薬物療法については，第2部を参照していただきたい。ただし，第2部は入院治療における薬物療法であるので，外来治療における若干の留意点を述べる。

　非行少年の薬物療法において，注意を要する点の1つに抗不安薬の使用がある。とりわけ何らかの薬物乱用を経験した少年は抗不安薬を欲しがることが多いが，これが乱用の対象になる可能性がある。また，脱抑制を招き，易刺激性を亢進させることがあることに留意する。

　抗うつ薬も易刺激性を亢進させることがある。また，精神的に不安定な少年では大量服薬の危険が特に高いので，三環系抗うつ薬の使用は慎重に行う必要がある。この点でSSRIは格段に使用しやすいが，三環系に比べ抗うつ効果は若干弱

く，かつ副作用が少ない分だけ依存の対象となりやすい印象がある。わが国では抗うつ薬としてメチルフェニデートが使用されることがあるが，これは依存・乱用の対象になりやすい薬物である。ナルコレプシーと確実に診断できるか，ADHDと専門家によって診断され小児期から服用を続けている事例のみに限って使用すべきだと思われる。

炭酸リチウムや抗てんかん薬は気分安定薬としての効果が期待できる。ただし，非行をしている少女の場合，妊娠の可能性が若い女性の中でも相対的に高いことを念頭に置くべきである。われわれの経験では，バルプロ酸の気分安定作用は穏やかであり，中等度以上の不安焦燥感や衝動性を持つ患者には単剤では十分な効果を期待できない。カルバマゼピンは効果の発現も早く，鎮静作用も強いが，少量でかえって不安焦燥感を強めることがあり，十分量の投薬を必要とする。

鎮静のためには，抗不安薬よりも抗精神病薬が効果的であることが多い。特に覚せい剤や有機溶剤の乱用歴が長い患者は，抗精神病薬でなければ鎮静不能なことがある。このとき，覚せい剤乱用の経験が長い患者は，通常より多量の投薬が必要になることがある。急速の鎮静にはスルトプリドやゾテピンが有効である。ただし，症状が速やかに回復することがあり，その際，錐体外路症状などの副作用が急速に出現することがあるので注意を要する。近年，わが国でも使用できるようになったSDA（非定型抗精神病薬）は，副作用が少なく，鎮静効果がマイルドであり，薬物療法の選択の幅が大いに広がったといえる。

薬物をなかなか継続的に服用してくれない場合も多い。家族も服用を辞めさせたがることが多い。こうした事例では，最初の投薬の効果で服薬が継続されるかどうかが決まることがある。副作用については事前に告知しておくことが有効である。たとえ副作用が発現しても，軽度ならば服薬が持続される可能性がある。

多剤併用は避けることが望ましい。恐らく少年は指示どおり飲まない。また，処方は単純でなければ理解されにくい。あるいは可能であれば家族に管理してもらう方法もある。この点でも，1日1回投与が可能であるSSRIやSDA（非定型抗精神病薬）は利用しやすい。ただし，SSRIは自殺念慮を強めるという報告があり，小児の抑うつ症状に対して使用しにくくなっているのが残念である。多剤を使うと，きちんと服用されないので，医師側も効果の判定がしにくくなってしまう。できる限り単純な処方を心がけたい。

参考文献

1) Amanat E, Beck J (1994)：The Troubled Adolescent. Ishiyaku Euroamerica. Inc. 伊藤直文，他 訳 (2001)：十代の心理臨床ガイドブック．ドメス出版．
2) Exner J, Weiner I (1997)：The Rorshach：A Comprehensive System. vol 3. 2nd ed. Willy.
3) 藤岡淳子 (1997)：ロールシャッハテストによる行為障害のアセスメントと処遇計画の策定．思春期青年期精神医学 7 (1)：13-20.
4) Kazdin AE (1997)：Practioner review：psychological treatment for conduct disorder in children. J Child Psychol Psychiat 38：161-178.
5) 小林聡幸，加藤　敏 (1999)：行為障害−研究の現況．臨床精神医学 28 (2)：207-218.
6) Linehan MM (1993)：Skills Training Manual for Treating Borderline Personality Disorder. The Guilford Press.
7) 中村伸一，中村紀子 (1998)：非行臨床におけるわれわれの理解枠．生島　浩・村松　励 編：非行臨床の実践．金剛出版．
8) 野村俊明 (2002)：医療少年院におけるカウンセリング．精神科臨床サービス 2 (3)：384-388.
9) 野村俊明，奥村雄介 (1999)：行為障害と少年非行．精神科治療学 14：147-152.

Ⅳ. 家族への対応

1. 原則的な考え方

　矯正医療において，非行少年の家族への対応は十分配慮されてきたとは言い難い。多くの非行少年が家族養育環境に恵まれないことは早くに指摘されてきたが，医療少年院を含む少年院では収容した少年本人の矯正教育に重点がおかれ，家族への対応が時間をかけて行われることは少ない。この背景には，以前は収容される少年の多くが，いわゆる崩壊家庭 broken family の出身であり，家族から切り離して自立させることが矯正教育の目標であったという事情があると思われる。また，そもそも保護者に定期的に施設にきてもらうことは極めて困難である。したがって，矯正精神医療のなかに家族への対応に関する経験が蓄積されているとはいえない。

　しかし，ほとんどの場合，家族が非行の発生や継続に大きな影響を与えていることを考えれば，家族への対応をないがしろにすることはできない。また，保護者が専門家のサポートを求めている例も少なくない。とりわけ非行の低年齢化が指摘される昨今，家族にどのように対応するかは極めて重要である。

　家族への対応を考えるうえで，家族のサポート能力をアセスメントすることが不可欠である。家族が家族として，保護者が保護者として機能するかどうかを見積もらねばならない。また，家族の中でいわゆるキーパーソンが誰であるのかを判断することも重要である。こうした点については，一般臨床となんら変わることはない。

　家族内にキーパーソンがおり，かつ現実的な対応をできる構成員がいれば，家族は治療の対象ではなく，コンサルテーションの相手と考えるのが大原則である。家族病理を治療しようなどとは考えず，少年の治療教育を協同して行っていく対象であると考える。したがってキーパーソンをいかにして支えるかが重要な問題になる。非行少年の保護者は専門家に好感情を抱いていない場合もあり，被害的な感情をもっていることもある。非難されているという感情を相手が抱かないよう配慮することが重要である。少年への感情移入が過ぎると保護者に批判的になってしまう場合がある。これは基本的に誤りだが，かなり経験を積んだ臨床家でもこうした事態に陥っていることがある。

家族の中にコンサルテーションの対象になりうる大人が見当たらず，むしろ少年が一番まっとうであると感じられることがある。こうした事例では，施設への収容を含め，いったん養育環境から切り離すことを検討すべきである。これは医療レベルでは対応できないので，児童相談所や警察との連携が必要である。家族自体が病んでいるとしか考えられない事例も少なくない。問題が複雑で難しければそれだけ，戦線を限局すべきである。まして家族を治療しようなどと思わぬことである。

2. よくみられる問題と基本的アプローチ

少年院に入所してくる少年にしばしば認められる家族のあり方とその対応について触れる。

しばしば指摘されるように，少年が虐待の対象となっていることがある。いわゆる崩壊家庭の出身であることも少なくない。虐待には，身体的，性的，精神的な虐待と育児の放棄があげられる。法務総合研究所の調査によれば，矯正施設に収容されている少年のおよそ43％が被虐待歴を有するとされている。こうした事例では，保護者からいったん切り離すことが治療的であることが多い。少なくとも何らかの強制的枠組み（保護観察など）なしに関与するのは困難である。また，保護者が精神障害を有している可能性も常に念頭に置かねばならない。

虐待に至らないが，家族内にいろいろなコミュニケーション上の歪みがみられることも多い。これは大別して，過保護・過干渉の極と放任・無関心の極とに分けられる。こうした議論はすでに家族療法のなかで蓄積があり，非行の領域においてもその方法論を援用できるものと思われる。

過保護な養育態度は，たいていの場合，過干渉を併せ持っている。養育者と子どもの関係は入り組んでおり，しばしば共依存的である。非行が親からの独立のための第一歩ではないかと考えられることもある。「いい子」でいる限り親に取り込まれてしまうので，非行でもしなければ独立がありえないと思われるような場合である。子どもはしばしば息の詰まるような思いをしている。しかし，こういう場合，家族はどういう意味であれ，少年への関心を失っていない。それが歪んだ形ではあれ，この愛着は手がかりとなり得る。実際，保護者が長期に精神科外来に通院し，徐々に変化していった事例もある。

少年が鑑別所や少年院に入所したにもかかわらず，わが子を正当化し問題を否認する親もみられる。問題を否認している限り，事態の展開は望めない。親が否

認するには理由があり，何か抵抗があって問題を認めることができないのである。非行を正当化している親の場合，専門家の援助を求めようという構えには当然なれない。このような場合には治療者としては機が熟すまで待つしかないが，とりあえずは家族が現実に困っていることから始めればよい。事の是非はともあれ，「このままでは損をしますよ」「生徒としてあるいは社会人としての生活が立ち行かないが，どうしますか」といった観点から話し合うのがよい。この型の保護者は批判に敏感であり，いつも自分が責められるのではないかと身構えている。事実，子どもために始終肩身の狭い思いをしてきた人がほとんどである。非行の原因について話し合うことは，たいていの場合，実りのない作業に終わる。「今後どうするか」に焦点をあてて話し合うのがよいと思われる。

　放任・無関心という型もある。この型の保護者は面会に来ない。来ても少年への批判に終始して帰ることがある。この型の保護者への対応の基本は次のようなものである——少年院なり病院なりに来てくれたことをねぎらうこと，子どもの良いところを保護者の前でほめること，保護者も困っていることを共感的に再確認すること，何か具体的な問題を取り上げ，達成できそうな目標を立てること。

　放任の型のなかには，自分なりの価値観があり，それを一方的に話す保護者がいる。結局は「こいつは駄目だ」という論理になりがちである。ただし，保護者が自分の価値観をたとえ硬直したものであっても持っているのはあながち悪いことばかりではない。まったく反社会的な価値観の持ち主は病院や矯正施設にそもそも来ないし，病院に子どもを連れてくることもない。とにかく相談にきてもらえる場合には，保護者の価値観を尊重し，少年の希望やあり方と接点を見いだす努力をすることが大切である。保護者・本人・治療者の三者で面接することもある。治療者はできるだけ中立的な立場を心がけるが，どちらかの意見に賛成を表明することがあってもよいし，場合によってはそれが必要なこともある。例えば，「このアルバイトを続けるかどうか」などの具体的な問題についてははっきり意見を述べることがある。ただし，それは個人的な意見であって，決定は本人と家族にしてもらうことをきちんと伝える必要がある。

　同じく放任でも自分なりの価値観や考えがなく，ただ自堕落とでも言うしか形容しにくい保護者の場合，対処に困ることが多い。保護能力があまりに乏しければ児童相談所などとの連携が必要となることは既に述べた。保護者に自覚を深めてもらうためにも，責任の所在をはっきりさせるためにも，重要な判断は常に当事者にきちんと行ってもらうことが必要である．その際，自分で下した判断であ

ることをそのつど確認する。

　精神科医が家族との対応を含め，非行少年の事例に単独でかかわろうとするのは現実的ではない。ケースワーカーや臨床心理士などのコ・メディカルとの協同作業がどうしても必要である。もっともコ・メディカルもこの領域に精通しているものは少ない。心神喪失者等医療観察法との関連で，今後PSWが積極的に非行や犯罪の領域に関与することになるが，ここで臨床経験が蓄積されることになるだろう。家族療法を担うことが期待される臨床心理士は，今のところ非行・犯罪の領域を得意としているとはいえない。スクールカウンセリングでの経験をもとに，非行の領域で力量ある臨床心理士が増えていくことが望まれる。近年，少年鑑別所で非行相談を行っているが，こうした活動が活発化することが求められるであろう。

おわりに

　わたしが研修医であった昭和の末期はバブルの絶頂期で，古典的な神経症の治療論に関する議論は一段落し，いわゆる「境界例」の治療構造論が脚光を浴びていました。特にリストカットや過量服薬など頻発する行動化や巧妙な言語操作による治療関係の揺さぶりへの対処が課題となっていました。元号が平成に改まってからは，バブル崩壊後，平成9年の神戸連続児童殺傷事件を皮切りに，佐賀バスジャック事件，池田小学校事件などを契機として行為障害，パーソナリティ障害など司法と医療が錯綜した特異な病態が注目されるようになりました。今や精神障害と犯罪・非行は不可分となり，司法・医療・教育・福祉など関係諸機関の連携なしでは対応できなくなっています。

　本書の企画を思いついたのは平成10年の秋であり，すでに7年の歳月が流れました。当時，野村俊明氏は職場の同僚であり，2人で21世紀（平成13年）には非行について精神医学の立場からまとめたものを出版しようと意気込んでおり，医学書院の担当者の方と最初に打ち合わせしたのは国分寺駅のとある喫茶店でした。その後，日々の臨床や研究活動で忙殺され，執筆がなかなか進まず，一時中断したり，何度か挫折しそうになったこともありました。そんな中で担当者の方は辛抱強く見守ってくださり，出版までこぎつけられたことを本当に感謝しています。また，平成15年には現在，首都大学人文福祉学科助手の槙野葉月さんが手伝ってくれることになり，執筆速度が一挙に加速されました。その他，陰ながら応援してくださった方々の励ましで初志貫徹することができてうれしい限りです。

　この間，少年法の改正，監獄法の見直し，心神喪失者等医療観察法の施行，司法精神医学会の創設など司法精神医学をとりまく環境はめまぐるしく変化しています。わが国の司法精神医学は，主に精神鑑定，言い換えると犯罪を行った精神障害者の診断学に関連した研究を中心に発展してきましたが，鑑定後の治療につ

いて系統的な研究はあまり行われてきませんでした。また，成人の犯罪者については精神科医による多くの著作が出版されていますが，少年非行についての著作は皆無に近いのが現状です。このような状況を鑑み，さまざまな事例を呈示しつつ，精神医学の立場から精神障害と犯罪・非行の関連を体系的にまとめたものが本書であり，「非行精神医学」というタイトルで発刊される運びとなりました。読者対象としては，精神科医，看護師，臨床心理士，ケースワーカーなど医療に携わる方々に限らず，学校，警察，裁判所，矯正施設，福祉施設などで活躍しているさまざまな分野の方々を想定しています。通常の精神医学のテキストとは異なり，疾病性と非行性の2つのパラメータを考慮しなければならないので，章立てや構成には随分と頭を悩ませました。非行臨床に携わる方々のために少しでもお役に立てればと思っております。

2005年　晩秋　多摩川の河畔にて

奥村　雄介

索引 （太数字は主要説明ページ，斜数字はページの事例内にあることを示す）

■ 欧文

A

acting out　53, 152
acute stress disorder（ASD）　53
anorexia nervosa　28, *57*
antisocial personality disorder　37
atomoxetine，ADHD　127
attention-deficit / hyperactivity disorder（ADHD）　121, *125*
　——，虐待と　126
　——，衝動性の強い　*124*
　—— と行為障害の関係　122
　—— と少年非行　122
　—— による小児わいせつ　*125*
　—— の医学的治療　127
　—— の矯正教育　128
　—— の診断　126
avoidant personality disorder　37

B

body mass index（BMI）　58
borderline personality disorder　37
broken family　175
bulimia nervosa　28, *57*

C

Capgras syndrome　78
conduct disorder　3, 160
correctional medicine　150
crime　150

D, G

delinquency　150
delittonato　41
delusional misidentification syndrome　9
dependent personality disorder　37
DSM-Ⅳによる行為障害の診断基準　4
G3　148

H

histrionic personality disorder　37
homme moyen　42
hyperkinetic disorder　121

I

iatrogenic borderline　152
illusion of Frégoli　78

L

learning disorder（LD）　137
Lombroso　41

M, N

MDMA乱用　113
mental retardation　134
minimal brain damage（MBD）　121
moral insanity　41
Munchausen syndrome　12
narcissistic personality disorder　37

O

obsessive-compulsive personality disorder　37
opisthotonus　115

P

paranoid personality disorder　37
persistent social withdrawal (PSW)　19
personality disorder　35
polysurgery　33, **34**
posttraumatic stress disorder (PTSD)　64, *68*
　――, 児童虐待と　64
　――, 複雑性　64
　――と非行・犯罪　65
　――の治療・教育　69
　――の診断　68
psychopath　35, 36

S

schizoid personality disorder　37
schizophrenia　76
schizotypal personality disorder　37
SDA　173
socialization　43
soft neurological sign　122
SSRI　172
　――, PTSD　69
　――, 性嗜好異常　52
stigmatization　42
story making　57

■ 和　文

あ

アイゼンク　43
アシャッフェンブルグ　45
アスペルガー障害　130, *132*
アセスメント　167
　――, 非行性の　168
アノミー論　42
アルコール乱用　112
アンフェタミン, ADHD　127
遊び型非行　169

い, う

いきなり型非行　139
医療刑務所　155
医療少年院　158
　――における矯正治療　139
　――, 統合失調症　85
医療少年院での治療・教育　142
　――, ADHD　128
　――, 覚せい剤乱用　107
医療保護入院　146
依存　96
依存性パーソナリティ障害　37
異常人格　44
異物嚥下　*32*
家出　13
陰性症状　76, 81
うつ病　87, *89*

え

援助交際　*29*
演技性パーソナリティ障害　37, 152, 160

索引 183

お

オピストトーヌス　115
横領　12
主な相談窓口　140

か

カプグラ症候群　78
カプグラの妄想　8
カルバマゼピン　173
　──，PTSD　69
　──，気分障害　93
ガロファロ　41
ガンザー症候群　70, 71
仮性精神病質　117
価値葛藤論　42
家族への対応　175
家庭内暴力　24, 29, 54, 83, 131
　──，統合失調症　78, 82
　──の延長としての放火　25
過食　28
過量服薬　28, 29
替え玉妄想，統合失調症の　8
回避性パーソナリティ障害　37
解体型統合失調症　82
解離性障害　33, 55, 56, 161
外傷後ストレス障害　64
外傷体験　64
拡大自殺　89
覚せい剤
　── 精神疾患の類型　102
　── 精神病と統合失調症の鑑別診断　106
　── による急性精神病状態　103
覚せい剤乱用　60, 84, 89, 98, 99, 100, 101,
　　103, 104
　── と精神症状　101
　── と非行・犯罪　99
　── による人格変化　105

　── による精神症状の慢性化　104
　── の矯正教育　107
　── の現状　98
　── の診断　105
　── の治療・教育　105
学習障害　71, 137
間欠性爆発性障害　46, 48
　── の診断　51
　── の治療　51
監獄爆発　71

き

気分安定薬　173
　──，PTSD　69
　──，気分障害　93
気分障害　87, 90
　── と非行の関係　87
　── の診断　91
　── の精神療法　93
　── の治療・教育　92, 93
　── の薬物療法　93
　── の類型診断と処遇方針　92
奇行，医療少年院　161
器質性精神障害　114
器物損壊　10
虐待　64, 66, 72, 176
　──，性的　67
　── とADHD　126
急性ストレス障害　53
急性精神病状態，覚せい剤による　103
急速交代型　90
　── の薬物療法　93
拒食　28
虚偽性障害　12, 32, 33, 34
虚言　12
　──，医療少年院　161
恐喝　81
強迫性障害　54, 55, 161

強迫性パーソナリティ障害　37, 161
境界性パーソナリティ障害　30, 37, *39*, 152, 160, 163
矯正医療　150
　——の対象となる精神障害　151
矯正教育　139, 165
矯正施設での治療目標　165
矯正施設で見られる行動化型事例　153
行刑施設　154

く

クラインフェルター症候群　119
クレッチマー　42
クロナゼパム，気分障害　93
グループワーク，覚せい剤乱用　107
グルーレ　7, 45, 150
虞犯　*13*, *26*
空想的虚言症　12

け

ケースワーカー　178
けいれん発作との鑑別，てんかんと　115
刑務所　154
傾向からの犯罪者　45
激越性うつ病　155
健忘　*56*
幻覚
　——，覚せい剤乱用　101
　——，統合失調症　78
　——，有機溶剤乱用　109, 111
幻覚妄想状態　*110*
　——，甲状腺機能亢進症による　*119*
幻聴　73
　——，統合失調症　79

こ

コールバーグ　43
ゴダード　135
誇大妄想，統合失調症　78
公務執行妨害　*80*
広汎性発達障害　130, *131*
甲状腺機能亢進症　118
　——による幻覚妄想状態　*119*
甲状腺機能低下症　118
考査期間　75
行為障害　3, 18, 23, *29*, 30, *32*, 160, 163
　——，ADHDとの関係　122
　——，パーソナリティ障害と　35
　——の鑑別診断　6, 7
　——の重症度による分類　5
　——の診断基準と触法行為　6
　——の診断基準と分類　4
　——の治療目標　165
　——の定義　3
　——の発症年齢による分類　5
行動化　53, 152
　——としての非行　170
行動療法，ADHD　127
抗うつ薬　172
　——，気分障害　93
抗精神病薬　173
　——，PTSD　69
　——，気分障害　93
抗てんかん薬　173
抗不安薬　172
攻撃的行為，他人や動物への　8
更生保護　144
更生保護委員　145
拘禁性精神病　70
拘禁性認知症　56
拘禁着色　70, 154, 157
拘禁爆発　71, 154
拘禁反応　70, *71*, *72*

拘禁反応の診断と治療・教育 75
拘置所 154
神戸連続児童殺傷事件 148
高機能自閉症 130
高次脳機能障害 115, *116*
強盗 *132*
困窮からの犯罪者 45

さ

詐欺 *12*
詐病 155
作為体験, 統合失調症 79
殺人 8, *79*, *81*
── 未遂 *8*
三環系抗うつ薬 172
──, PTSD 69

し

シュナイダー 1, 44, 152
自然犯罪 41
自己愛性パーソナリティ障害 37, 152, 160
自己破壊的行動 19, *28*
── と少年非行 28
自殺 28
── 企図 *31*
自傷行為 28, *31*, *40*, *49*, 160
自閉性障害 130
児童虐待とPTSD 64
下着窃盗 *50*
嫉妬妄想, 統合失調症 78
社会化 43
社会的ひきこもり 19
社会での治療・教育 167
社会復帰と保護観察制度 144
社会復帰をめぐる問題点 145
赦免妄想 70
集団型一過性非行 169

重症度による分類, 行為障害の *5*
小児わいせつ, ADHD *124*, *125*
少年院 158
少年鑑別所 157
少年施設 157
少年犯罪（少年非行）
── と少年法 16
── と精神医学 17
── の厳罰化 16, 148
── の特徴と現状 16
── の二極化 139
── の発生頻度 17
少年法 **16**
症状性精神障害 114, **118**
傷害 8, *9*, *20*, *84*, *90*
衝動制御の障害と非行・犯罪 46
衝動的暴力 *48*
条件づけ理論 43
情緒障害児 64
食行動異常, 医療少年院 161
触法行為と精神障害 150
触法事例の施設治療 150
触法精神障害者と治療歴 77
心因性精神障害 1, **35**
心因反応 *26*, *27*
心中 89
心身症 1
心理教育, 気分障害 94
心理的アプローチ 168
身体依存 96
身体因性精神障害 1
神経症性障害 53
── と非行・犯罪 53
── の診断と治療・教育 56
神経性大食症 28, 57, *61*
神経性無食欲症 28, 57, *60*
── の治療, 矯正施設における 62
人格変化
──, 覚せい剤乱用 105

——, 高次脳機能障害　*117*
——, てんかん　115
——, 統合失調症　81
——, 有機溶剤乱用　110
人物誤認妄想, 統合失調症　78

す

ストーリーメイキング　57
スルトプリド　173
睡眠薬乱用　*54*

せ

生来性犯罪者説　41
性嗜好異常　46
　——の診断　51
　——の治療　52
性的虐待　*67*, *72*
性同一性障害　46, *49*
　——の治療　52
性犯罪, 精神遅滞と　136
精神依存　96
精神運動興奮, 統合失調症　78
精神運動発作　115
精神疾患と身体疾患の分類　1
精神遅滞　134
　——と反社会的パーソナリティ障害の合併　136
　——の矯正教育　136
精神発達遅滞　*71*
精神病質　35, 36, 44
精神病性犯罪者　7, 150
精神療法, 気分障害の　93
窃盗　12, *22*, *118*, *124*
窃盗癖　46, *47*, 61
　——の診断　51
　——の治療　52
摂食障害　57, 161

——と非行・犯罪　59
——の診断　61
——の治療・教育　62
染色体異常　119
選択的セロトニン再取り込み阻害薬（→SSRI を見よ）

そ

ゾテピン　173
措置入院　145
双極性障害　*13*, 15, 87, *88*
　——の診断　91
双生児研究　43
躁うつ混合状態　89, *90*, 155
躁病エピソードの薬物療法　93
側頭葉てんかん　115

た

多動性障害　121
大麻乱用　113
体感異常　*80*
　——, 統合失調症　79
体型説　42
怠学　13
単極性障害　87

ち

治療教育, ADHD　127
治療教育, 気分障害　93
治療と矯正教育　139
知的障害　134
中枢神経刺激薬, ADHD　122, 127
注意欠陥・多動性障害　121

て

てんかん　9, 114, *116*
　――, 行為障害との合併　10, 15
　―― 性不機嫌状態　155
　―― とけいれん発作との鑑別　115
　―― と犯罪　115
適応障害　23, 53

と

統合失調型パーソナリティ障害　37
統合失調質パーソナリティ障害　37
統合失調症　8, *12*, 13, *20*, 76, 79, 80, 81, 83, 84
　―― と犯罪・非行　77
　―― の医学的治療　85
　―― の替え玉妄想　8
　―― の鑑別診断, 有機溶剤乱用　111
　―― の鑑別診断, 覚せい剤精神病　106
　―― の矯正教育　85
　―― の診断　84
　―― の命令幻聴　8
糖尿病性昏迷　*118*
頭部外傷後遺症　*116*
通り魔殺人　8

に, ね

ニュークリミノロジー理論　42
認知行動療法, 摂食障害　62
熱情からの犯罪者　45

の

脳器質性障害　114
脳波異常
　――, ADHD　122
　――, てんかん　*116*
　―― と犯罪　115

は

ハイデルベルグ学派　44
ハンガーストライキ　28
バセドウ病　118
バルプロ酸　173
　――, 気分障害　93
　――, PTSD　69
パーソナリティ障害　35, 153
　―― と行為障害　35
　―― と非行　37
破壊・攻撃行動, 医療少年院　160
破瓜型統合失調症　82
背徳症　41
売春　13, *67*, *100*, *125*
薄弱からの犯罪者　45
橋本病　118
発達障害と行動障害　121
反社会性パーソナリティ障害　*31*, *32*, *36*, *37*, *38*, 151
　――, ADHDとの関係　122
反社会的行動　3
犯罪　150
　―― と精神障害　150
犯罪学の流れ　41
犯罪者性格　37
犯罪性精神病者　7, 150
犯罪生物学　42

ひ

ヒステリー　161
　―― 弓　115
ヒステリー性健忘　161
ヒステリー性もうろう状態　12
ヒロポン　98

ひきこもり　19, *20*, *21*, *22*, *83*, *132*
　——, 社会的　19
　——, 統合失調症　82
非行　150
　——, 遊び型　169
　——, 行動化としての　170
　——, 集団型一過性　169
非行性が進んでいる場合　171
非行性のアセスメント　168
非社会的行動　19
非定型抗精神病薬　173
　——, 気分障害　93
　——, 精神遅滞の衝動行為　136
被害(関係)妄想　21
　——, 統合失調症の　78, 155
被虐待児　64
微細脳損傷　121
標準体重　58
病的賭博　46
頻回手術症　34

ふ

フェティシズム　*50*
フラッシュバック　*68*, 69, 104, 161, *162*
フレゴリの錯覚　78
プリチャード　41
不登校　19, *21*, *25*, *131*, *132*
不良交友　13
武器収集　*21*
複雑性PTSD　64
文化的接触論　42
文化伝播理論　42

へ

ペモリン, ADHD　127
平均人　42
変質徴候　41

ほ

ボディイメージ　58
ポリサージェリー　33, 34
保護観察(制度)　139, 144
　——をめぐる諸問題　146
保護観察官　144, 147
保護観察所　144
保護司　144, 147
放火　10, *21*, *47*
　——, 家庭内暴力の延長としての　*25*
　——, 精神遅滞と　136
　——, 妄想に基づく　*27*
放火癖　46, *47*
　——の診断　51
　——の治療　52
放任　177
放浪　13
崩壊家庭　175
暴行　8

ま, み

万引　12, *61*
ミュンヒハウゼン症候群　12, 161

む

無関心　177
無銭飲食　*12*
無賃乗車　*12*

め

メチルフェニデート　173
　——, ADHD　127
名誉と確信からの犯罪者　45
命令幻聴, 統合失調症の　8

索引 189

も

妄想
　――, 覚せい剤乱用　101
　――, 統合失調症　78
　――, 有機溶剤乱用　109, 111
　――に基づく放火　27
妄想性障害　*21*
妄想性人物誤認症候群　9
妄想性パーソナリティ障害　37

や

薬物依存　96
薬物起因性精神障害（薬物性精神病）　96
　――, 行為障害との合併　15
薬物乱用　13, 96, *162*
　――, うつ病　89
　――, 統合失調症　83
　――後遺症　*162*
薬物乱用者の再犯　146
薬物療法
　――, ADHD　127
　――, 外来治療　172
　――, 気分障害　93
　――, 精神遅滞の衝動行為　136

ゆ，よ

有機溶剤乱用　*101*, 108, *110*
　――と精神症状　109
　――と統合失調症の鑑別　111
　――と非行・犯罪　108
　――による人格変化　110
　――による精神症状の慢性化　*110*
　――の診断　111
　――の治療・教育　112
陽性症状　76

ら

ラベリング理論　42
烙印押し　42

り

リストカット　28, *29*, *40*, *49*, *162*
リチウム　173
　――, PTSD　69
　――, 気分障害　93
良心　43
臨床心理士　178

れ，ろ

レッケの昏迷　70, 154
ロンブローゾ　41, 115, 135, 152